# SÁCH DẠY NẤU ĂN DÀNH CHO NGƯỜI ĂN KIÊNG GOLO 2023

NẤU ĂN THÔNG MINH, ĂN UỐNG LÀNH MẠNH VỚI HƠN 100 CÔNG THỨC MỚI, SÁNG TẠO, DỰA TRÊN CƠ SỞ KHOA HỌC VÀ HẤP DẪN ĐỂ QUẢN LÝ INSULIN, GIẢM CÂN VÀ GIỮ GÌN SỨC KHỎE

Quyên Song

**lưu mọi quyền.**

## từ chối trách nhiệm

Thông tin trong Sách điện tử này nhằm mục đích phục vụ như một bộ sưu tập toàn diện các chiến lược mà tác giả của Sách điện tử này đã thực hiện nghiên cứu. Tóm tắt, chiến lược, mẹo và thủ thuật chỉ là đề xuất của tác giả và việc đọc Sách điện tử này sẽ không đảm bảo rằng kết quả của một người sẽ phản ánh chính xác kết quả của tác giả. Tác giả của Sách điện tử đã thực hiện tất cả các nỗ lực hợp lý để cung cấp thông tin hiện tại và chính xác cho người đọc Sách điện tử. Tác giả và các cộng sự của nó sẽ không chịu trách nhiệm pháp lý cho bất kỳ lỗi hoặc thiếu sót không chủ ý nào có thể được tìm thấy. Tài liệu trong Sách điện tử có thể bao gồm thông tin của bên thứ ba. Tài liệu của bên thứ ba bao gồm các ý kiến được thể hiện bởi chủ sở hữu của họ. Do đó, tác giả của Sách điện tử không chịu trách nhiệm hoặc trách nhiệm pháp lý đối với bất kỳ tài liệu hoặc ý kiến của bên thứ ba nào. Cho dù là do sự phát triển của internet hay do những thay đổi không lường trước được trong chính sách của công ty và nguyên tắc gửi biên tập, những gì được coi là sự thật tại thời điểm viết bài này có thể trở nên lỗi thời hoặc không thể áp dụng được sau này.

# MỤC LỤC

MỤC LỤC ......................................................................... 3

GIỚI THIỆU ..................................................................... 7

BỮA SÁNG ...................................................................... 8

1. Bánh quy yến mạch Overnight Oats ........................9

2. Phô mai sữa chua ăn kiêng GOLO ....................... 11

3. Xôi xoài ................................................................ 13

4. Tô sữa chua Chai ................................................. 15

5. GOLO-Diet Matcha hồng ..................................... 17

6. Hương quế / Rượu trứng ...................................... 19

7. Bát sữa chua bánh trái cây .................................. 21

8. Bát sữa chua siêu thực phẩm .............................. 23

9. Granola, sô cô la và quả mọng ............................ 25

10. Bát chuối và quả mọng cổ điển .......................... 28

11. Bát sữa chua Địa Trung Hải ............................... 30

12. Tô sữa chua nhiệt đới ......................................... 32

13. Trứng quỷ tiêu đỏ ............................................... 34

14. Bơ, trứng & bánh mì nướng Ezekiel ................... 36

Sinh tố .................................................................... 38

MÓN NGON VÀ TRÁNG MIỆNG ......................... 40

16. Thảo dược tỏi Focaccia ...................................... 41

17. Ravioli bí đỏ với bơ xô thơm .............................. 44

18. Nhồi bánh ngô súp lơ .......................................... 46

19. Brie nướng với cam và lựu .................................. 48

20. Trứng quỷ cổ điển ............................................... 50

21. Trứng ốp la ......................................................... 52

22. Trứng quỷ Sriracha ............................................ 54

23. GOLO Rice Krispies xử lý ................................... 56

3

24. BÁNH NƯỚNG MỌI THỨ "BÁNH MÌ TRÒN" ................ 59

25. CÀ CHUA NHỒI ................ 62

26. CÁ TUYẾT RÁN MUỐI VỚI AIOLI ................ 64

27. CHẢ TÔM ................ 67

28. ỚT NHỒI CƠM ................ 70

29. MỰC VỚI HƯƠNG THẢO VÀ DẦU ỚT ................ 73

30. GOLO-DIET TORTELLINI SALAD ................ 76

31. SALAD MÌ CAPRESE ................ 78

32. CÀ TÍM NGÂM MẬT ONG ................ 80

33. XÚC XÍCH NẤU RƯỢU TÁO ................ 83

34. BÁNH GÀ KIỂU Ý CĂN ................ 85

35. BẮP RANG ................ 87

36. CỤM HẠNH NHÂN SÔ CÔ LA ĐEN ................ 89

37. BÁNH MÌ NHANH GIA VỊ GỪNG ................ 91

38. BÁNH PHÔ MAI BÍ NGÔ ................ 94

39. BÁNH HẠNH NHÂN ĐÀO GOLO ................ 97

40. BÁNH PHÔ MAI CHANH MÂM XÔI KHÔNG NƯỚNG ................ 100

41. CỐC MOUSSE SÔ CÔ LA S'MORES ................ 103

42. BÁNH TART SÔ CÔ LA LỰU KHÔNG NƯỚNG ................ 106

43. NHÀ TÀI CHÍNH BERRY ................ 109

44. SÚP LƠ NƯỚNG "NACHOS" ................ 111

45. BÁNH NƯỚNG XỐP DÂU TÂY ................ 114

## MÓN CHÍNH VÀ MÓN PHỤ ................ 116

46. ĐẬU HŨ XIÊN SA TẾ ................ 117

47. MÌ TƯƠNG ĐEN JJAPAGURI BÍT TẾT ................ 120

48. CÁ HỒI BƠ CHANH ................ 123

49. MÌ ĐAN ĐÀN ................ 125

50. THỊT LỢN XÀO GỪNG MISO ................ 127

51. CÁ HỒI NƯỚNG LÁ PHONG VÀ RAU CỦ ................ 130

52. SÚP BÁNH BAO MISO ................ 132

53. MỲ Ý ALLA PUTTANESCA ........................................................ 134

54. PASTA CÁ HỒI VÀ RAU TỐT CHO SỨC KHỎE ..................... 137

55. CƠM THẬP CẨM BÍ ĐỎ ..................................................... 140

56. SALAD NGÔ ELOTE ............................................................. 143

57. NỘM RAMEN BÒ MÈ .......................................................... 145

58. SALAD MÌ SOBA CHỌC ...................................................... 147

59. SỐT SOBA PONZU ............................................................... 149

60. SALAD RONG BIỂN GOLO .................................................. 151

61. SALAD NGÔ ELOTE ............................................................. 153

62. SALAD MÌ SOBA TÔM ........................................................ 155

63. PHỞ GÀ CÀ RI DỪA ........................................................... 158

64. SÚP BÁNH BAO MISO ......................................................... 161

65. RAMEN NƯỚC CỐT DỪA KIỂU THÁI ................................ 163

66. CÀ RI GÀ VIỆT NAM ........................................................... 166

67. CÀ RI BÒ NHẬT ................................................................... 169

68. SÚP CÀ CHUA NƯỚNG ....................................................... 172

69. PHỞ BÒ ................................................................................. 175

70. PHỞ GÀ ................................................................................. 178

71. PHỞ CHAY ............................................................................ 181

72. KỲ NGHỈ SUPERFUEL ......................................................... 184

73. GOLO SALAD BLT THÂN THIỆN VỚI CHẾ ĐỘ ĂN KIÊNG ......... 187

74. SỐT SALAD GOLO ............................................................... 190

75. BURGER SLIDERS TÂY NAM THỔ NHĨ KỲ NƯỚNG ............. 192

76. BÁNH TÉT TÔM NƯỚNG ..................................................... 194

77. CHORIZO THỔ NHĨ KỲ TỰ LÀM ......................................... 197

78. SALAD TRÁI CÂY ................................................................ 200

79. SALAD BẮP CẢI TÍM .......................................................... 202

BÁT ĂN SÁNG ............................................................................ 204

81. CHAY XỨỚT ......................................................................... 206

82. BÁT NƯỚC SỐT ................................................................... 210

83. CƠM ..................................................................................... 213

84. CÀ TÍM RANG DẤM ............................................................ 216

85. SÚP MINESTRONE CỦA Ý ................................................. 219

86. RAU LANG NƯỚNG ........................................................... 222

87. BURGER HẠT ĐẬU LĂNG ................................................. 225

88. FALAFEL ĐẬU XANH VỚI SALAD ..................................... 228

89. SALAD QUINOA CHÂU Á .................................................. 232

90. ĐẬU XANH VỚI NẤM HƯƠNG .......................................... 235

91. CƠM THẬP CẨM RAU CỦ ................................................ 238

92. ỚT TRẮNG ........................................................................ 240

93. SALAD QUINOA FUSILLI & CÀ CHUA Ý .......................... 243

94. QUESADILLA ÁP CHẢO CHAY ......................................... 246

95. CÀ TÍM & CÀ CHUA, KIỂU Ý ............................................ 249

96. CÀ RI GÀ CỐT DỪA KIỂU THÁI ....................................... 252

97. SÒ ĐIỆP XÀO THÁI ........................................................... 255

98. TÔM CREOLE .................................................................... 258

99. THỔ NHĨ KỲ, ĐẬU & RAU XANH ...................................... 261

100. GOLO MÌ LASAGNA ....................................................... 263

KẾT LUẬN ............................................................................... 266

# GIỚI THIỆU

GOLO dựa trên khái niệm rằng việc kiểm soát insulin của bạn - thay vì chỉ đơn giản là giảm lượng calo nạp vào hoặc cắt bỏ toàn bộ nhóm thực phẩm - là chìa khóa để quá trình trao đổi chất hoạt động bình thường; Theo trang web của công ty, một khi quá trình trao đổi chất của bạn hoạt động tốt hơn, bạn có thể giảm cân và giảm cân dễ dàng hơn.

Có một số hormone được cho là có liên quan đến sự thèm ăn, trao đổi chất và kiểm soát cân nặng, và GOLO tập trung vào insulin, được cho là điều chỉnh lượng đường trong máu của bạn. Nói một cách đơn giản, khi insulin của bạn không thực hiện nhiệm vụ phân phối năng lượng cho các tế bào của bạn, thì đường sẽ ở trong máu của bạn và cơ thể bạn sẽ tích trữ lượng dư thừa dưới dạng chất béo. Ý tưởng đằng sau GOLO là nó sẽ đưa lượng insulin và lượng đường trong máu của bạn về đúng vị trí của chúng, do đó giúp bạn sử dụng năng lượng hiệu quả.

Theo Jennifer Brooks, chủ tịch và đồng sáng lập của công ty, bản thân kế hoạch bữa ăn là sự kết hợp và kết hợp. Một cuốn sách nhỏ liệt kê các loại thực phẩm được phép (tất cả đều là thực phẩm nguyên chất có sẵn như thịt, rau và trái cây) với hướng dẫn về lượng bạn có thể ăn trong mỗi bữa ăn.

Sau đó, bạn chọn một đến hai khẩu phần từ mỗi danh mục: protein, carbs, rau và chất béo để tạo nên bữa ăn của mình; cô ấy nói, sự kết hợp này được thiết kế để giữ cho lượng đường trong máu của bạn ổn định và ngăn chặn cơn đói.

## BỮA ĂN SÁNG

# 1. Bánh quy yến mạch Yến mạch để qua đêm

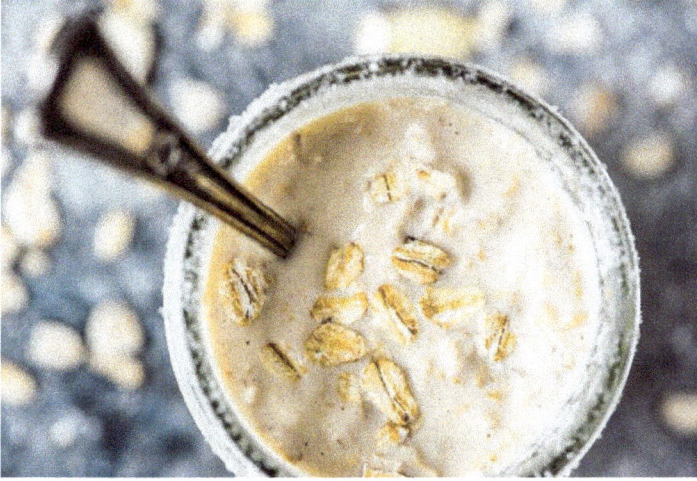

## THÀNH PHẦN

- ½ chén yến mạch cán mỏng

- ½ cốc sữa chua Hy Lạp

- ½ cốc sữa

- 1 muỗng canh đường nâu

- ¼ muỗng cà phê bột quế

- ⅛ muỗng cà phê hạt nhục đậu khấu

- 1 muỗng cà phê chiết xuất vani

- 1-2 thìa nho khô

## HƯỚNG:

a) Trong một cái bát, trộn sữa chua Hy Lạp, sữa, chiết xuất vani, đường nâu, quế và nhục đậu khấu.

b) Đổ yến mạch và nho khô vào và trộn lại.

c) Chuyển sang hộp hoặc nắp đậy kín khí. Thưởng thức trong vòng 3 ngày.

## 2. GOLO-Sữa chua ăn kiêng Phô mai

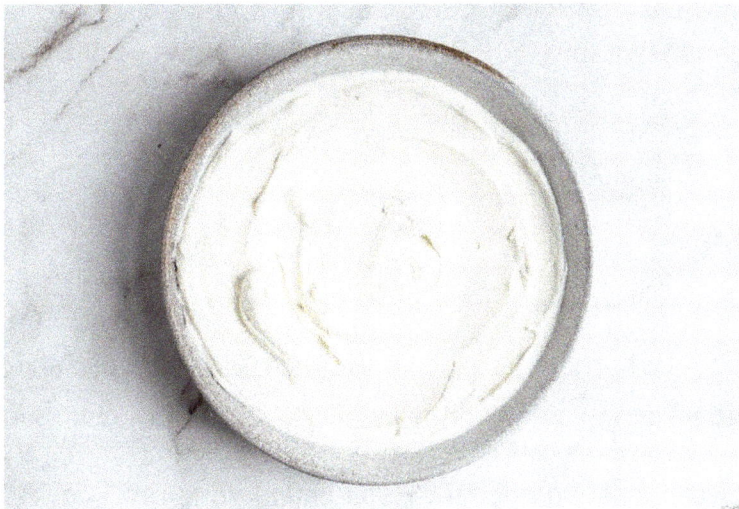

## THÀNH PHẦN

- 1 cốc sữa chua Hy Lạp

- Chút muối


## HƯỚNG:

a)  Trong một cái bát, thêm lưới lọc và vải thưa. Đổ vào 1 cốc sữa chua Hy Lạp và trộn với một chút muối.

b)  Dùng vải thưa bọc lại và bọc lại để sữa chua không bị lộ ra ngoài. Cho vào tủ lạnh ít nhất 8h đến 24h

c)  Lấy ra khỏi vải thưa và phết lên bánh mì nướng hoặc bánh mì tròn yêu thích của bạn.

## 3. sinh tố xoài

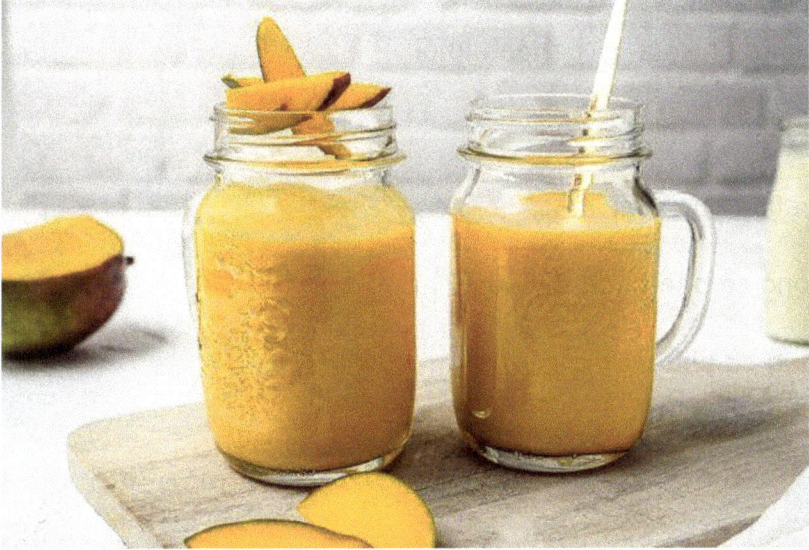

## THÀNH PHẦN

- 1 chén keitt xoài, cắt thành khối

- ½ cốc sữa

- 1 cốc sữa chua vani

- ⅛ muỗng cà phê bạch đậu khấu

- 1 muỗng cà phê mật ong

## HƯỚNG:

a) Trong máy xay sinh tố, thêm xoài, sữa, sữa chua, bạch đậu khấu và mật ong.

b) Xay đến khi mịn. Rót và thưởng thức!

## 4. Chai sữa chua

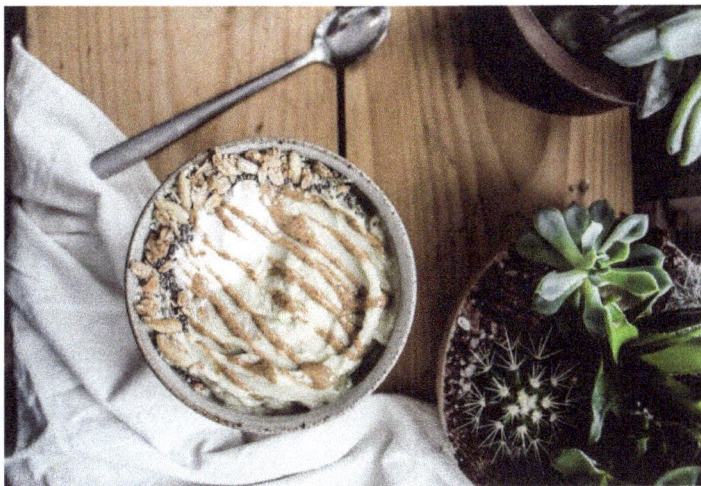

## THÀNH PHẦN

- 2 cốc sữa chua vani

- $\frac{1}{2}$ muỗng cà phê quế

- $\frac{1}{4}$ muỗng cà phê hạt nhục đậu khấu

- $\frac{1}{8}$ muỗng cà phê gừng

- $\frac{1}{8}$ muỗng cà phê bạch đậu khấu

- Một nhúm hạt tiêu đen

## HƯỚNG:

a) Kết hợp tất cả các thành phần trong một bát.

## 5. GOLO-Diet Matcha hồng

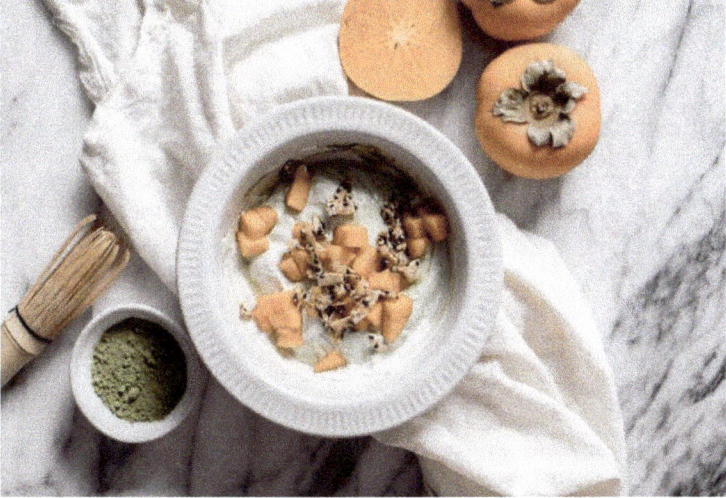

## THÀNH PHẦN

- 1 cốc sữa chua Hy Lạp

- 1 muỗng cà phê matcha

- 1/2 muỗng cà phê chiết xuất vani

- 1 muỗng canh mật ong

- Topping (tùy chọn): Hồng, vừng


## HƯỚNG:

a) Kết hợp tất cả các thành phần trong một bát.

## 6. Gia vị quế / Eggnog

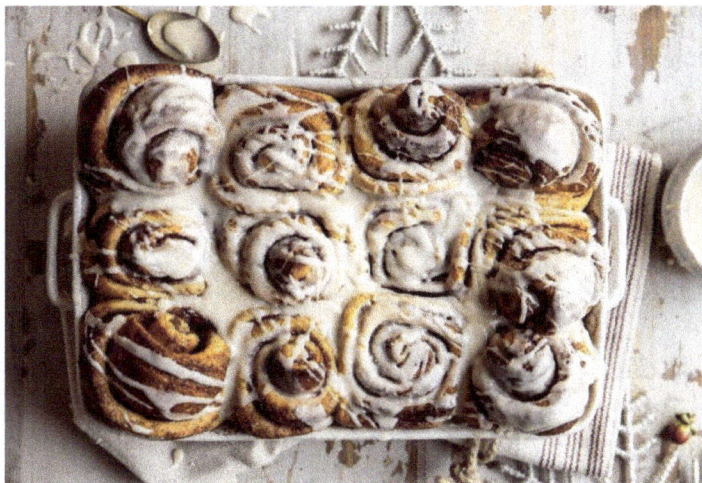

## THÀNH PHẦN

- 1 cốc sữa chua Hy Lạp

- 1/2 muỗng cà phê vani

- một nhúm đinh hương đất

- 1/4 muỗng cà phê quế

- Nhúm hạt nhục đậu khấu

- 1 muỗng cà phê xi-rô cây phong

- Quả mọng đông lạnh

- granola sô cô la

## HƯỚNG:

a) Kết hợp tất cả các thành phần trong một bát.

# 7. Bát sữa chua bánh trái cây

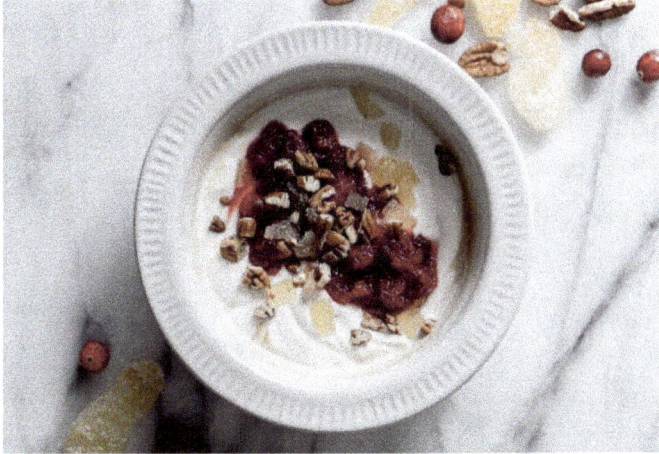

## THÀNH PHẦN

- 1 cốc sữa chua Hy Lạp

- 1/2 muỗng cà phê vani

- 1/4 muỗng cà phê quế

- Nước sốt việt quất

- kẹo gừng

- Hồ đào xắt nhỏ

## HƯỚNG:

a) Kết hợp tất cả các thành phần trong một bát.

## 8. Bát sữa chua siêu thực phẩm

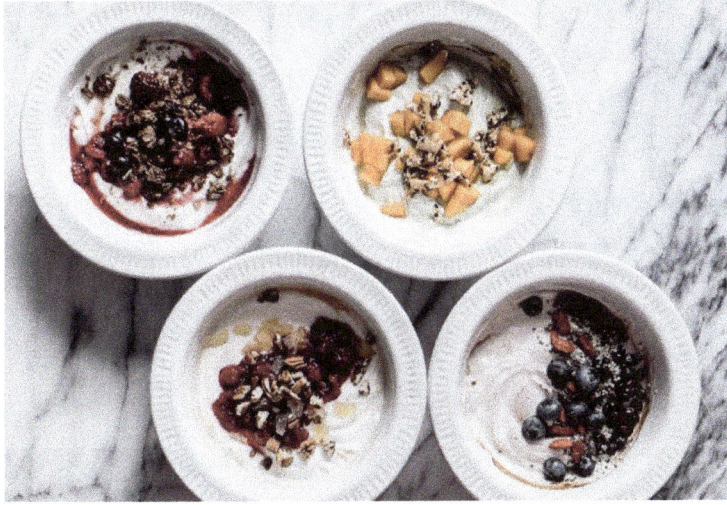

## THÀNH PHẦN

- 1 cốc sữa chua Hy Lạp

- 1 muỗng cà phê bột cacao

- 1/2 muỗng cà phê vani

- Những hạt lựu

- Hạt giống cây gai dầu

- hạt chia

- quả Goji

- quả việt quất

## HƯỚNG:

a) Kết hợp tất cả các thành phần trong một bát.

## 9. Granola, sô cô la và quả mọng

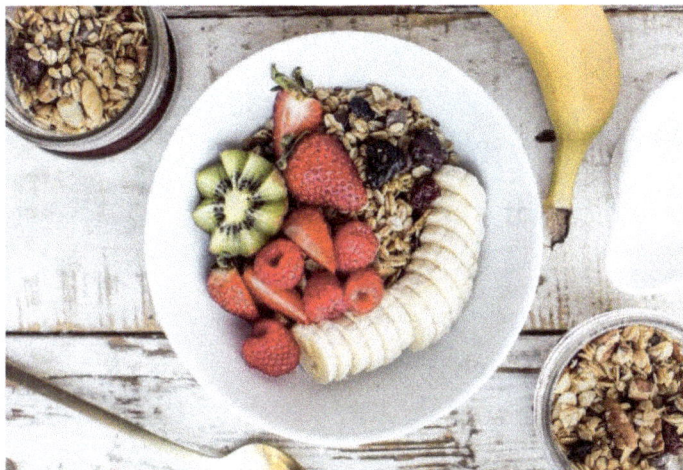

3 $\frac{1}{4}$ cốc yến mạch cán

## THÀNH PHẦN

- 1/2 chén hồ đào

- 1/3 chén hạnh nhân cắt lát

- $\frac{1}{4}$ cốc hạt lanh

- 1/2 cốc xi-rô phong nguyên chất

- 2 muỗng canh đường nâu

- 1/4 chén dầu dừa

- $\frac{1}{2}$ thìa hạt nhục đậu khấu

- $\frac{1}{2}$ muỗng cà phê quế

- 1 muỗng cà phê muối kosher

- Thêm sau lò nướng

- 1 chén anh đào khô hoặc quả mọng

- 1 cốc sô cô la chip nhỏ


## HƯỚNG:

a) Làm nóng lò ở 325 độ.

b) Trong một bát, trộn tất cả các thành phần với nhau.

26

c) Trải trên chảo nướng có lót giấy da. Nướng trong 30 phút cho đến khi giòn.

d) Lấy ra một nửa trộn đều cho bánh nở đều.

e) Để nguội hoàn toàn và trộn với quả mọng khô và sô cô la chip.

f) Dùng với sữa hoặc đựng trong lọ nhỏ để chuẩn bị cho bữa ăn. Kéo dài 3 tuần trong hộp kín khí.

# 10.     <u>Quả mọng cổ điển và bát chuối</u>

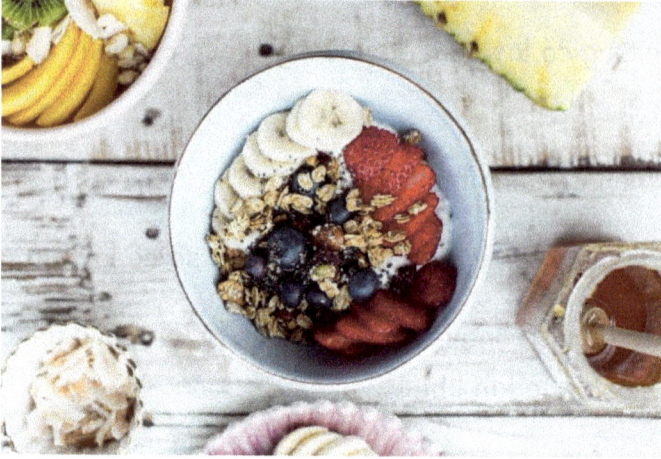

## THÀNH PHẦN

- Dâu tây, 2-3 lát

- quả việt quất

- chuối, thái lát

- 1/2 cốc sữa chua Hy Lạp

- hạt chia

- Yến mạch cán nhỏ

## HƯỚNG:

a) Cho sữa chua Hy Lạp vào bát và phủ trái cây và các loại phủ khác lên trên.

**11.** **Bát sữa chua Địa Trung Hải**

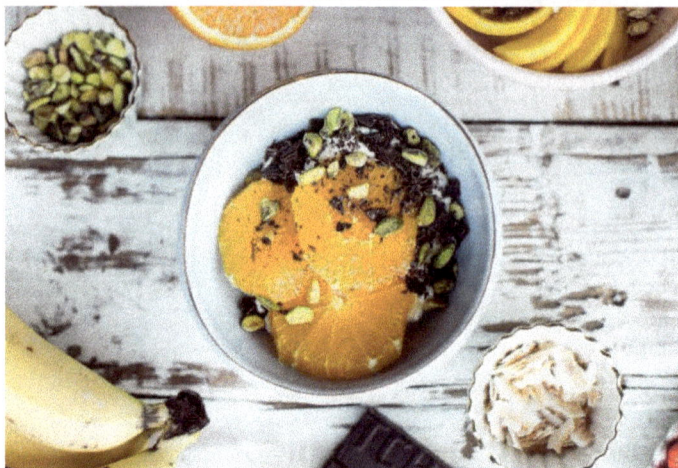

## THÀNH PHẦN

- Lát cam rốn

- Sô cô la đen, xắt nhỏ

- 1/2 cốc sữa chua Hy Lạp

- Hạt hồ trăn

- Mật ong

## HƯỚNG:

a) Cho sữa chua Hy Lạp vào bát và phủ trái cây và các loại phủ khác lên trên.

## 12. Bát sữa chua nhiệt đới

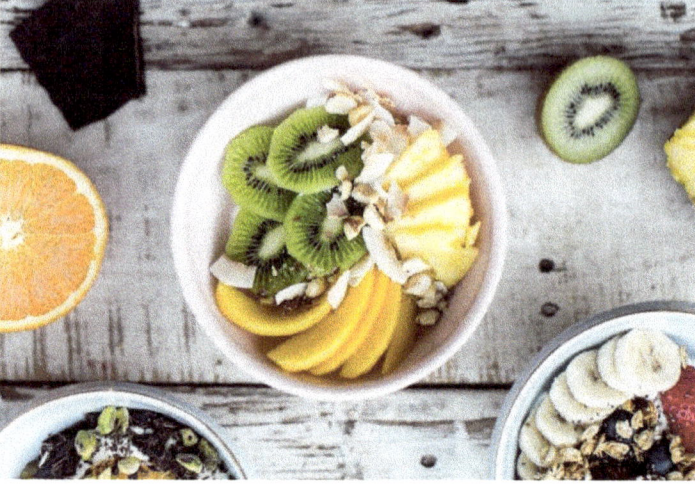

## THÀNH PHẦN

- Dứa miếng, thái lát

- Kiwi, thái lát

- lát xoài

- 1/2 cốc sữa chua Hy Lạp

- vụn dừa

- hạt phỉ xắt nhỏ


## HƯỚNG:

a) Cho sữa chua Hy Lạp vào bát và phủ trái cây và các loại phủ khác lên trên.

## 13.      Trúng ác ót đỏ

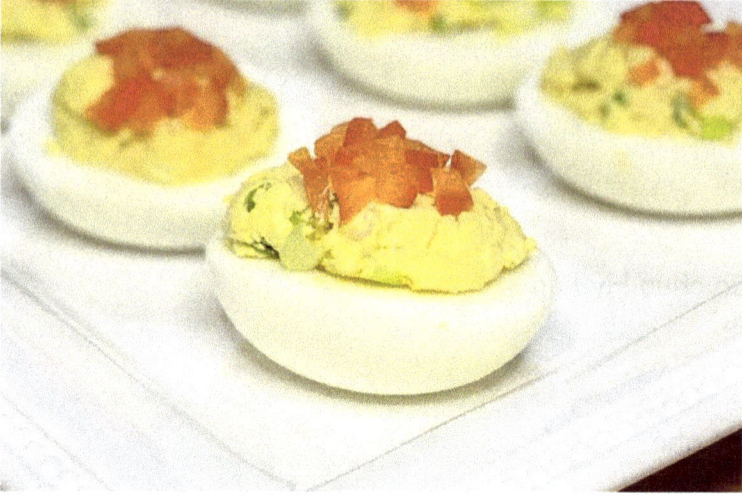

# THÀNH PHẦN

- 4 quả trứng luộc

- 2 muỗng canh dầu ô liu

- 1 muỗng cà phê nước sốt nóng (tùy chọn)

- 1 muỗng cà phê mù tạt

- 1/3 chén hành lá

- Muối và tiêu

- $\frac{1}{2}$ chén ớt chuông thái hạt lựu

## HƯỚNG:

a) Bóc vỏ và cắt đôi quả trứng và cho lòng đỏ vào một cái bát nhỏ.

b) Nghiền lòng đỏ với dầu ô liu, sốt nóng (nếu dùng), mù tạt và hành lá.

c) Thêm muối và hạt tiêu cho vừa ăn.

d) Đổ đầy lòng trắng trứng với hỗn hợp lòng đỏ.

e) Rắc ớt chuông đỏ thái hạt lựu lên mỗi nửa quả trứng.

## 14. Bơ, trứng & bánh mì nướng Ezekiel

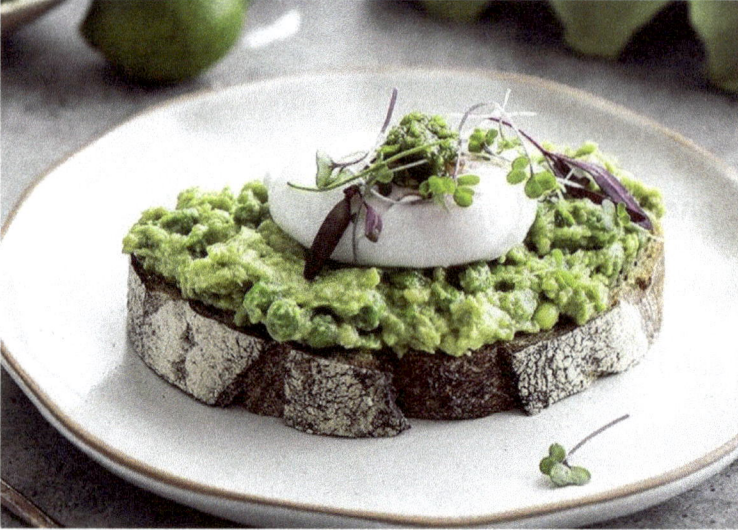

Khẩu phần: 4

## THÀNH PHẦN

- 4 lát bánh mì Ezekiel

- 1 muỗng canh dầu ô liu

- 4 quả trứng lớn

- 2 quả bơ chín nhỏ, bỏ hạt và bóc vỏ

- muối Kosher và hạt tiêu đen để hương vị

- 2 muỗng canh nước cốt chanh

- Hành tím ngâm chua

## HƯỚNG:

b) Trong một chảo chống dính lớn, đun nóng dầu trên lửa vừa và cao.

c) Đặt các lát bánh mì lên khay nướng và nướng cho đến khi vàng nâu cả hai mặt.

d) Đun nóng dầu trong cùng một chảo đã chuẩn bị ở nhiệt độ trung bình thấp.

e) Đập trứng vào chảo và nấu trong 6-8 phút hoặc cho đến khi lòng trắng chín hoàn toàn và lòng đỏ chín theo sở thích của bạn.

f) Trong khi chờ đợi, nghiền bơ với muối, hạt tiêu và nước cốt chanh trong một đĩa nông.

g) Để kết hợp bánh mì với nhau, hãy rắc một muỗng cà phê bơ nghiền lên trên.

h) Nêm một chút muối và hạt tiêu mới xay và cho 1 quả trứng rán lên trên. Thưởng thức với hành tím ngâm bên cạnh!

## 15.        Sinh Tố Cherry & Việt Quất

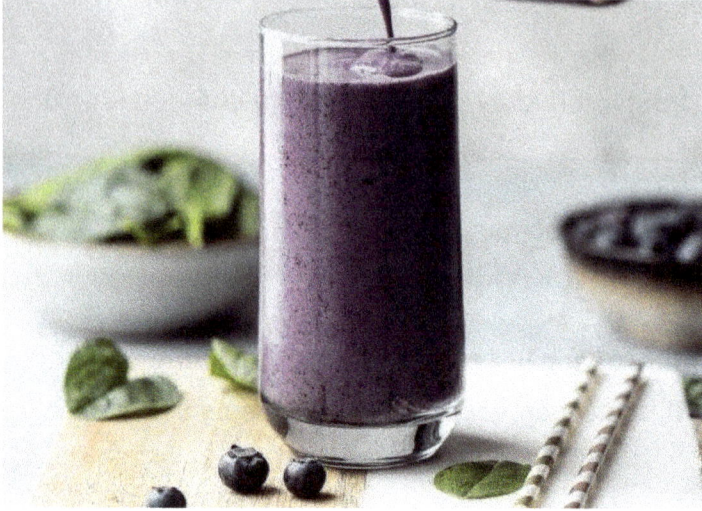

làm cho 1

**THÀNH PHẦN:**

- 1 chén anh đào

- 1/2 chén quả việt quất hoang dã

**HƯỚNG:**

a) Trộn với 1/2 đến 1 cốc chất lỏng.

b) Vui thích

# ĐỒ ĂN NHẸ VÀ ĐỒ TRÁNG MIỆNG

# 16.    Thảo dược tỏi Focaccia

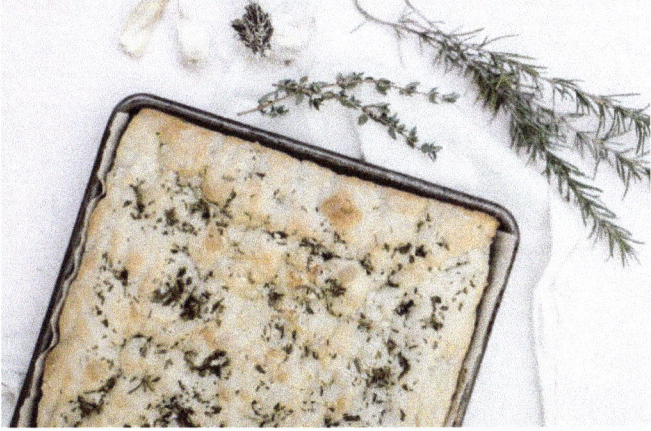

## THÀNH PHẦN

- 1 muỗng canh men

- 2 muỗng cà phê đường

- 1 1/4 cốc nước ấm

- 3 chén bột mì đa dụng

- 1 muỗng cà phê muối

- 1/4 chén dầu ô liu

- 1 muỗng canh hương thảo và cỏ xạ hương xắt nhỏ

- 2 tép tỏi, băm nhỏ

- 1 muỗng canh muối biển mị n

- 1/4 cốc nước ấm

## HƯỚNG:

a) Trong một cốc đo lường, thêm nước ấm, đường và men. Để men kích hoạt trong 10 phút cho đến khi sủi bọt.

b) Sử dụng máy trộn đứng có móc trộn bột. Trong bát của máy trộn đứng, thêm bột mì và muối, trộn cho đến khi kết hợp. Từ từ thêm hỗn hợp men và tiếp tục trộn cho đến khi bột kết hợp với nhau. Nó phải hơi "ướt" nhưng không quá dính.

c) Lấy bột ra và đặt vào một cái bát lớn, được bôi dầu tốt và bọc bằng màng bọc thực phẩm. Cho bột vào âu đã thoa dầu ăn, ủ bột đến khi nở gấp đôi, khoảng 30 – 45 phút. Để bột ở nơi ấm áp giúp bột nở nhanh hơn.

d) Trong lúc đó, làm nước muối thảo mộc. Thêm tỏi, hương thảo và cỏ xạ hương, 1 muỗng canh muối và 1/4 cốc nước ấm vào bát và trộn cho đến khi muối tan. Để qua một bên.

e) Lấy bột ra và chuyển sang khay nướng có lót giấy da. Thêm 1-2 muỗng canh dầu ô liu và trải đều. Dùng ngón tay nhẹ nhàng dàn bột thành một lớp đều và để bột nở trở lại trong 20 phút nữa hoặc cho đến khi nở gấp đôi. Bây giờ, lấy đầu ngón tay của bạn, ấn những vết lõm nhỏ vào bột.

f) Bây giờ làm nóng lò nướng của bạn đến 400 độ.

g) Đổ một thìa nước muối thảo mộc lên trên bột và để yên trong 10 phút cho đến khi chất lỏng thấm vào bột. Đừng lo lắng nếu vẫn còn một chút nhỏ bên trong lúm đồng tiền. Nó sẽ nướng ra. Cuối cùng, thêm một giọt dầu ô liu đẹp mắt lên trên bột và nó đã sẵn sàng để nướng!

h) Nướng trong 20-25 phút hoặc cho đến khi vàng nâu. Khi bạn lấy nó ra khỏi lò, phần trên sẽ cứng lại. như một chiếc bánh quy giòn. nhưng đừng lo lắng vì nó sẽ mềm ra!

## 17.        Ravioli bí ngô với cây xô thơm bơ

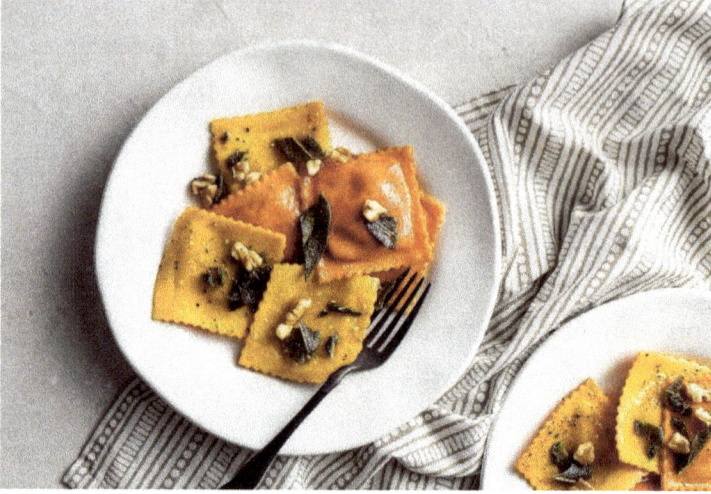

## THÀNH PHẦN

- 1 gói ravioli bí đỏ

- 4 muỗng canh bơ không ướp muối

- 1 muỗng canh phô mai parmesan

- 10 lá xô thơm

## HƯỚNG:

a) Nấu raviolis để đóng gói Hướng dẫn

b) Trong một chảo nước sốt vừa, ở nhiệt độ trung bình thấp, làm tan chảy bơ và nấu cho đến khi chất rắn sữa chìm xuống đáy và có màu nâu. Khi đã sẵn sàng, thêm từng lá xô thơm. (Đảm bảo lá khô hoàn toàn).

c) Đĩa raviolis và thêm parmesan bào. Rưới nước sốt bơ lên và dùng.

## 18.     Nhồi bánh ngô súp lơ

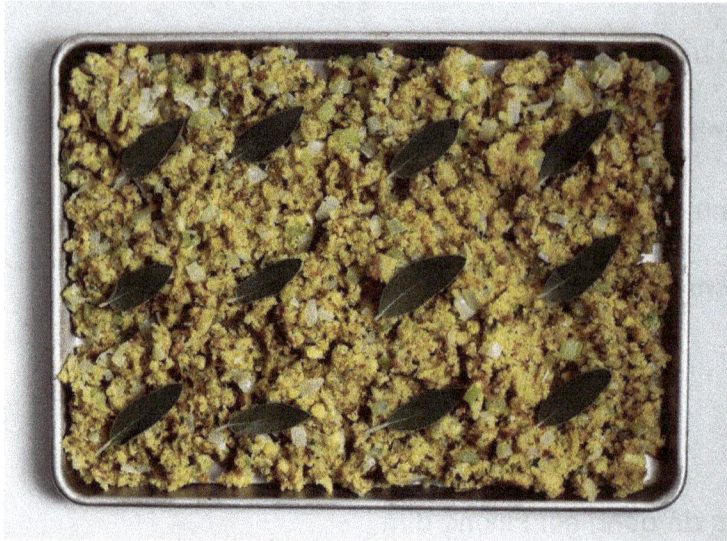

## THÀNH PHẦN

- 1 gói súp lơ gạo

- 1 hộp nhân bánh ngô

- 1 nhánh tỏi băm

- 1 muỗng canh hương thảo

- 2 muỗng canh mùi tây

- 1 muỗng canh cây xô thơm

- 3 1/2 - 4 chén nước dùng gà

## HƯỚNG:

a) Làm nóng lò trước ở 350 độ.

b) Nấu súp lơ trắng theo hướng đóng gói. Để rau chín vàng rồi cho rau thơm và tỏi vào. Trộn đều.

c) Đổ hỗn hợp bột ngô (không có gia vị ) và nước luộc gà vào. Trộn đều cho đến khi bánh ngô hấp thụ tất cả chất lỏng.

d) Đổ vào chảo an toàn cho lò nướng và nướng trong 30-40 phút, cho đến khi mặt trên có màu vàng nâu.

## 19. <u>Brie nuóng vói cam và luu</u>

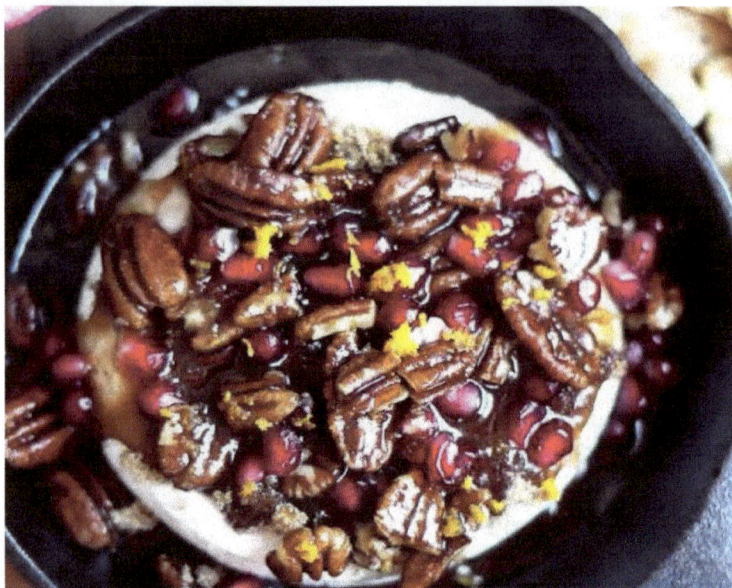

## THÀNH PHẦN

- 1 bánh brie đựng trong hộp gỗ

- 1 muỗng canh mứt cam

- 1 gói cam lát khô

- 1 nắm hạt lựu

- 1 nắm hồ đào

## HƯỚNG:

a)  Lấy một bánh brie và mở bao bì.

b)  Đặt brie trở lại hộp gỗ trên khay nướng.

## 20.     trúng ác quỷ truyền thống

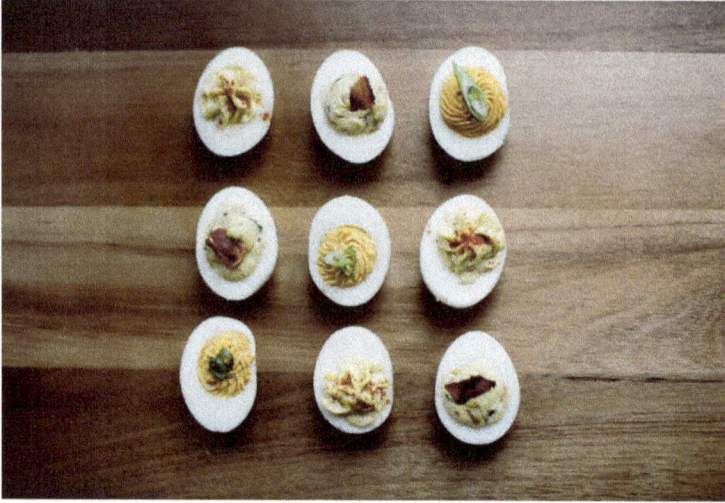

## THÀNH PHẦN

- 12 quả trứng (để luộc chín)
- ½ muỗng cà phê muối kosher
- 1 muỗng canh Mayonnaise
- 2 muỗng cà phê mù tạt Dijon
- Nước chanh tươi
- Muối Kosher để hương vị
- 1 muỗng cà phê dưa muối
- ớt bột

## HƯỚNG:

a) Trộn tất cả mọi thứ lại với nhau cho đến khi trứng có kết cấu như kem. Đổ hỗn hợp lòng đỏ trứng vào túi bắt kem rồi bắt lên lòng trắng trứng.

b) Sau đó rắc lên trên một ít ớt bột hun khói để tạo màu.

**21.** <u>**Trúng ác thịt xông khói**</u>

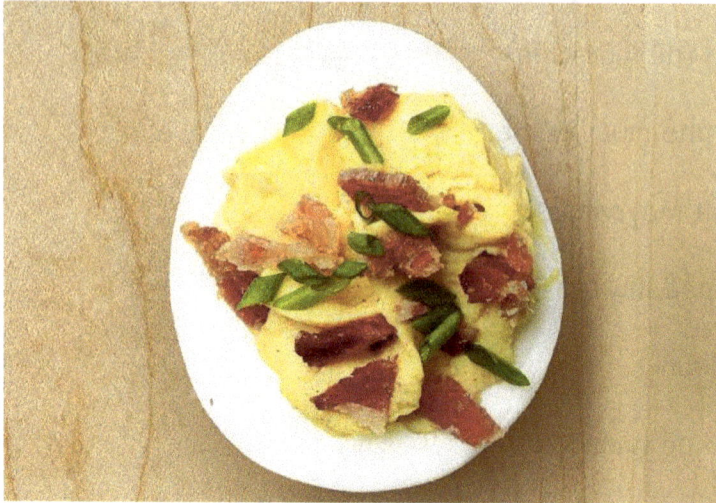

## THÀNH PHẦN

- 12 quả trứng (để luộc chín)

- ½ muỗng cà phê muối kosher

- 1 muỗng canh Mayonnaise

- 2 muỗng cà phê mù tạt Dijon

- Nước chanh tươi

- Muối Kosher để hương vị

- 2-3 lát thịt xông khói

- Hành lá tươi xắt nhỏ

## HƯỚNG:

a) Nghiền tất cả lại với nhau rồi cho vào lòng trắng trứng.

## 22.     <u>Trứng quỷ Sriracha</u>

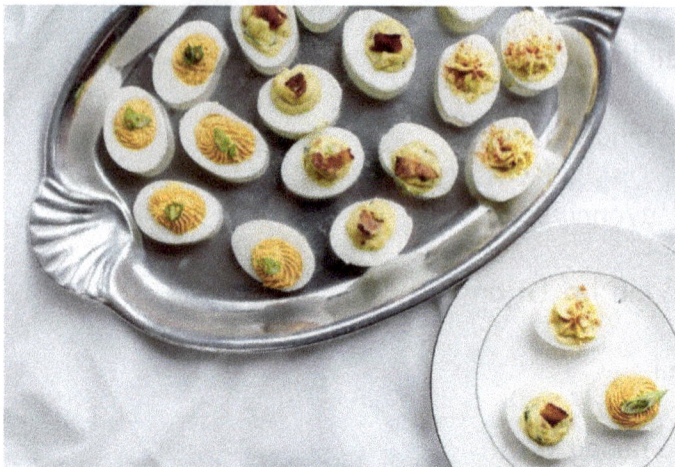

## THÀNH PHẦN

- 12 quả trứng (để luộc chín)

- ½ muỗng cà phê muối kosher

- 2 muỗng cà phê Mayonnaise

- 2 muỗng cà phê sốt Sriracha

- 1 muỗng cà phê mù tạt Dijon

- Nước ép chanh (hoặc chanh) tươi

- Muối Kosher để hương vị

## HƯỚNG:

a) Thêm 2 thìa cà phê mayo, 2 thìa cà phê sriracha, 1 thìa cà phê mù tạt dijon và một ít chanh hoặc chanh vào trứng.

b) Nêm một chút muối, và trộn tất cả mọi thứ lại với nhau.

## 23. <u>GOLO Rice Krispies Xử lý</u>

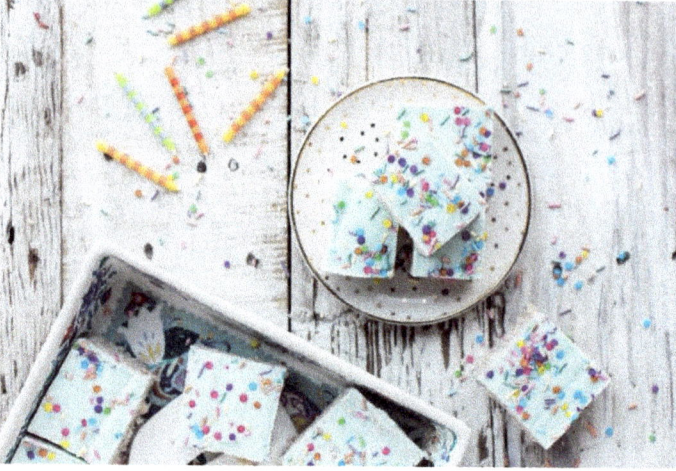

## THÀNH PHẦN

- 5 chén gạo Krispies

- 3 muỗng canh bơ

- 4 cốc-Kẹo dẻo thu nhỏ PUFFED

- Chút muối

- 1 muỗng cà phê chiết xuất vani

- rắc 1/2 cốc

- 2 muỗng canh dầu trung tính

- 1,5 chén sô cô la trắng

- giọt gel màu xanh

## HƯỚNG:

a) Xị t chảo nướng 8x8 inch bằng bình xị t nấu ăn và đặt sang một bên.

b) Trong một cái chảo lớn, làm tan chảy bơ, chiết xuất vani và muối trên lửa nhỏ. Thêm kẹo dẻo và khuấy cho đến khi tan chảy và mị n.

c) Tắt bếp và khuấy trong Rice Krispies và 1/2 chén rắc. Khuấy cho đến khi tráng đều.

d) Xị t một thìa lớn bằng bình xị t nấu ăn và dùng để ấn đều hỗn hợp vào chảo đã chuẩn bị .

e) Để làm lớp phủ sô cô la trắng: Đun chảy sô cô la trắng với $\frac{1}{4}$ cốc sữa đặc trong một cái chảo vừa trên lửa nhỏ. Sau khi tan chảy, thêm vào loại bỏ và 1 hoặc 2 giọt màu thực phẩm màu xanh lam, tùy thuộc vào mức độ đậm nhạt mà bạn muốn màu sắc. đổ lên gạo krispies.

**24.**     <u>Mọi thứ bánh mì tròn</u>

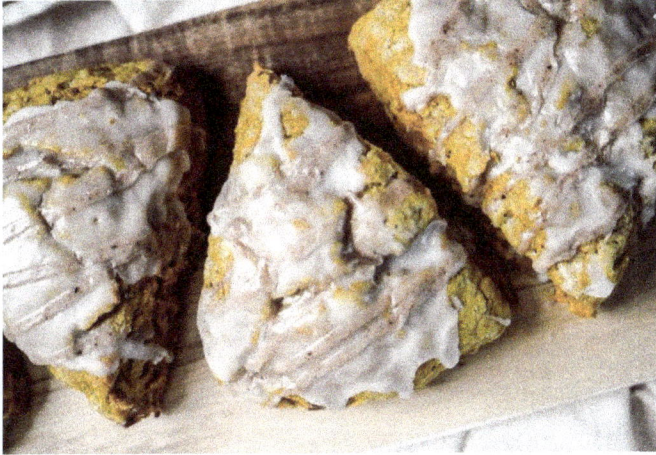

## THÀNH PHÀN

- 2 chén bột mì đa dụng

- 1/2 chén bơ, nạo

- 1/4 chén phô mai cheddar, nạo

- 1 1/2 muỗng cà phê bột nở

- 1/2 muỗng cà phê baking soda

- 1 muỗng canh mọi thứ Bagel gia vị

- 1/2 muỗng cà phê muối kosher

- 1 muỗng cà phê đường

- 1 quả trứng

- 1/3 cốc kem nặng

**Đối với đứng đầu:**

- 2 muỗng canh kem nặng

- 1 muỗng canh mọi thứ Bagel gia vị

## HƯỚNG:

a)  Làm nóng lò ở 400 độ

b) Trong một bát lớn, kết hợp bột mì, bột nở, muối nở, mọi thứ gia vị bánh mì tròn, muối và đường. Trộn đều cho đến khi kết hợp.

c) Tiếp theo, thêm bơ nghiền và phô mai LẠNH. Quăng nhẹ nhàng bằng tay. Để qua một bên.

d) Trong một bát khác, đánh trứng và kem với nhau rồi đổ vào hỗn hợp bột.

e) Với một cái thìa, trộn bột cho đến khi bột bắt đầu kết hợp. Đổ ra một bề mặt làm việc sạch sẽ và gấp bột lại cho đến khi bột và hỗn hợp được kết hợp hoàn toàn. Hãy cẩn thận để không làm việc quá sức bột. Chỉ cần gấp nó đủ để nó ở lại với nhau.

f) Vỗ bột thành hình tròn và cắt thành 6 nêm.

g) Chuyển sang khay nướng có lót giấy da. Chải bánh nướng với kem đánh bông và rắc thêm mọi thứ gia vị bánh mì tròn lên trên.

h) Nướng trong 20-22 phút cho đến khi vàng nâu. Lấy ra khỏi lò và để nguội trong 5 phút rồi dùng.

**25.** <u>Cà chua nhồi</u>

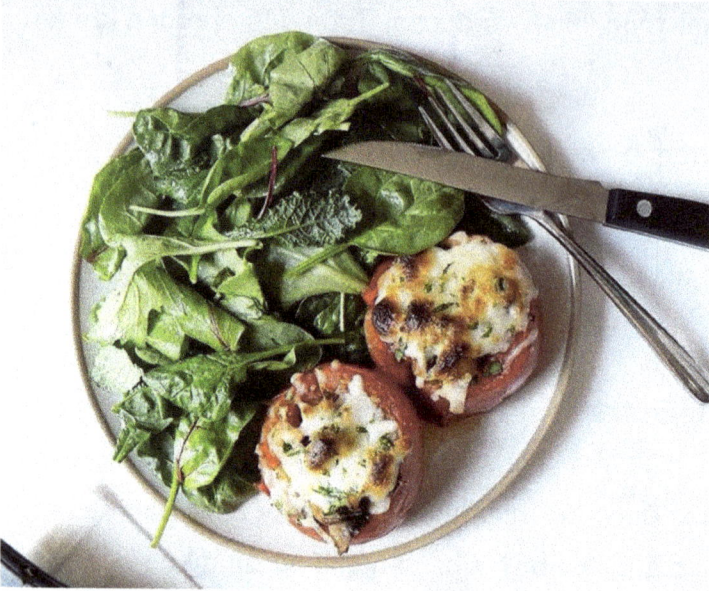

**THÀNH PHẦN:**

- 8 quả cà chua nhỏ, hoặc 3 quả lớn

- 4 quả trứng luộc chín, để nguội và bóc vỏ

- 6 muỗng canh Aioli hoặc sốt mayonnaise

- Muối và tiêu

- 1 muỗng canh rau mùi tây, xắt nhỏ

- 1 muỗng canh vụn bánh mì trắng, nếu dùng cà chua lớn

**HƯỚNG::**

a) Ngâm cà chua vào chậu nước đá hoặc cực lạnh sau khi lột vỏ trong chảo nước sôi trong 10 giây.

b) Cắt bỏ ngọn cà chua. Dùng muỗng cà phê hoặc một con dao nhỏ, sắc, cạo bỏ hạt và phần bên trong.

c) Nghiền trứng với Aioli (hoặc sốt mayonnaise, nếu dùng), muối, hạt tiêu và rau mùi tây trong một bát trộn.

d) Nhồi nhân cà chua vào, ấn chặt xuống. Đậy nắp ở một góc vui nhộn trên những quả cà chua nhỏ.

e) Cho cà chua lên trên cùng, ấn mạnh cho đến khi bằng phẳng. Làm lạnh trong 1 giờ trước khi cắt thành các vòng bằng dao khắc sắc.

f) Trang trí với mùi tây .

**26.** <u>Cá tuyết rán muối với Aioli</u>

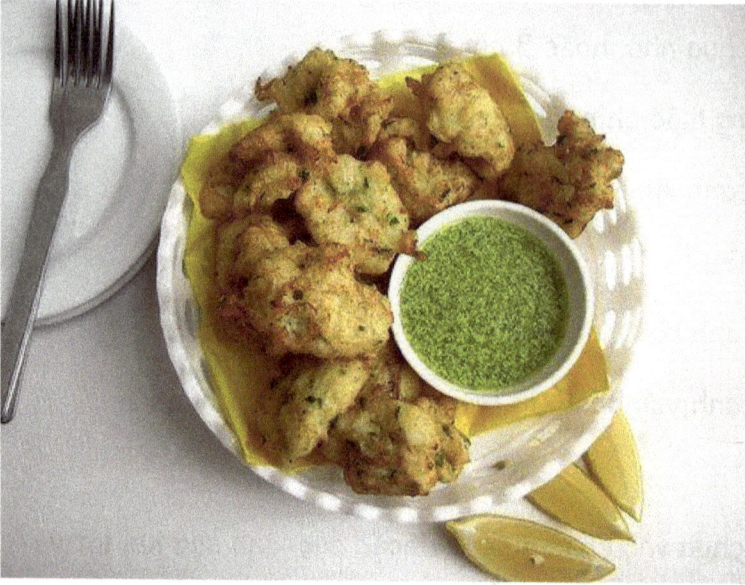

## THÀNH PHẦN:

- 1 lb. cá tuyết muối , ngâm

- 3 1/2 oz. vụn bánh mì trắng khô

- 1/4 lb khoai tây bột

- Dầu ô liu, để chiên nông

- 1/4 ly sữa

- Nêm chanh và lá xà lách, để phục vụ

- 6 củ hành tây thái nhỏ

- Bơ

## HƯỚNG::

a) Trong chảo nước sôi có pha chút muối, nấu khoai tây chưa gọt vỏ trong khoảng 20 phút hoặc cho đến khi mềm. Làm khô hạn.

b) Gọt vỏ khoai tây ngay khi chúng đủ lạnh để cầm, sau đó nghiền nhuyễn bằng nĩa hoặc máy nghiền khoai tây.

c) Trong một cái chảo, kết hợp sữa, một nửa số hành lá và đun nhỏ lửa. Thêm cá tuyết ngâm và luộc trong 10-15 phút hoặc cho đến khi cá dễ dàng bong ra. Lấy cá tuyết ra khỏi chảo và vẩy cá vào bát bằng nĩa, loại bỏ xương và da.

d) Cho 4 thìa khoai tây nghiền với cá tuyết vào và dùng thìa gỗ trộn đều.

e) Cho dầu ô liu vào, sau đó cho dần phần khoai tây nghiền còn lại vào. Kết hợp hành lá và rau mùi tây còn lại trong một bát trộn.

f) Để nếm thử, nêm với nước cốt chanh và hạt tiêu.

g) Trong một bát riêng, đánh một quả trứng cho đến khi trộn đều, sau đó làm lạnh cho đến khi đặc lại.

h) Vo hỗn hợp cá đã ướp lạnh thành 12-18 viên bột, sau đó ấn dẹt nhẹ nhàng thành những chiếc bánh tròn nhỏ.

i) Mỗi chiếc nên được rắc bột trước, sau đó nhúng vào phần trứng đánh còn lại và hoàn thành với vụn bánh mì khô.

j) Làm lạnh cho đến khi sẵn sàng để chiên.

k) Trong một cái chảo lớn, nặng, đun nóng dầu khoảng 3/4 inch. Nấu các món rán trong khoảng 4 phút ở nhiệt độ trung bình cao.

l) Lật chúng lại và nấu thêm 4 phút nữa hoặc cho đến khi giòn và vàng ở mặt còn lại.

m) Để ráo nước trên khăn giấy trước khi dùng với Aioli, chanh và lá salad.

**27.** **bánh mì tôm**

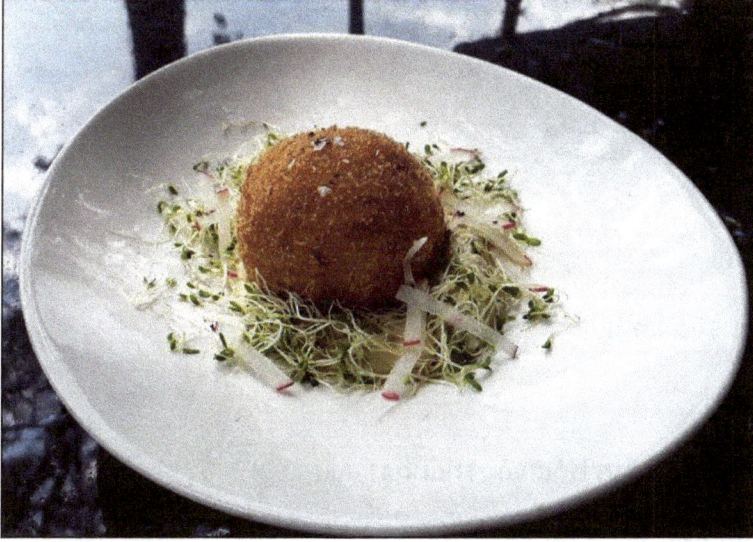

Làm cho khoảng 36 đơn vị

## THÀNH PHẦN:

- 3 1/2 oz. bơ

- 4 oz. bột mì

- 1 1/4 panh sữa lạnh

- Muối và tiêu

- 14 oz. tôm luộc chín bóc vỏ, thái hạt lựu

- 2 muỗng cà phê nước ép cà chua

- 5 hoặc 6 muỗng canh vụn bánh mì mịn

- 2 quả trứng lớn, bị đánh đập

- Dầu ô liu để chiên ngập dầu

## HƯỚNG::

a) Trong một cái chảo vừa, làm tan chảy bơ và thêm bột mì, khuấy liên tục.

b) Rưới từ từ sữa đã ướp lạnh vào, khuấy liên tục cho đến khi bạn có một loại nước sốt đặc, sánh mịn.

c) Cho tôm vào, nêm thêm muối và hạt tiêu, sau đó cho bột cà chua vào đánh đều. Nấu thêm 7 đến 8 phút nữa.

d) Lấy một muỗng canh nhỏ các thành phần và cuộn nó thành một chiếc bánh hình trụ 1 1/2 - 2 inch.

e) Lăn croquets trong vụn bánh mì, sau đó trong trứng đã đánh và cuối cùng trong vụn bánh mì.

f) Trong một chảo lớn, có đáy nặng, đun nóng dầu để chiên ngập dầu cho đến khi đạt đến nhiệt độ 350°F hoặc khối bánh mì chuyển sang màu nâu vàng trong 20-30 giây.

g) Chiên khoảng 5 phút theo mẻ không quá 3 hoặc 4 cho đến khi có màu vàng nâu.

h) Dùng muỗng có rãnh, vớt gà ra, để ráo trên giấy thấm và dùng ngay.

**28.** <u>ớt nhồi gạo</u>

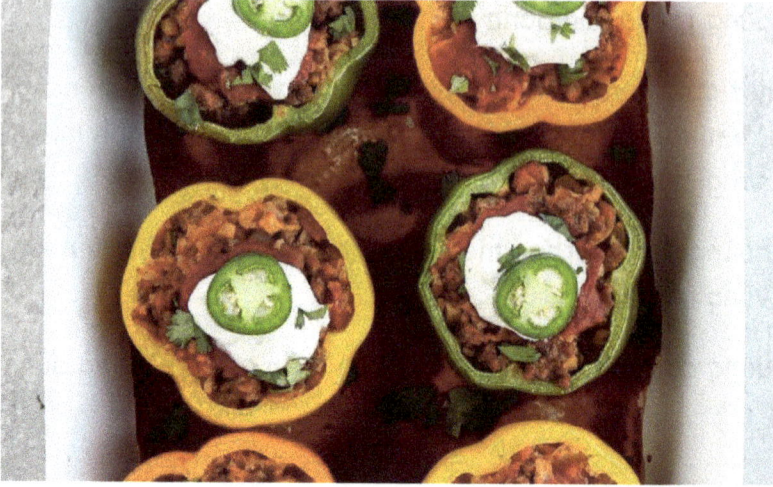

Khẩu phần: 4

## THÀNH PHẦN:

- 1 lb 2 oz. Gạo Tây Ban Nha hạt ngắn, chẳng hạn như Bomba hoặc Calasparra

- 2-3 muỗng canh dầu ô liu

- 4 quả ớt đỏ lớn

- 1 quả ớt đỏ nhỏ, xắt nhỏ

- 1/2 củ hành tây, xắt nhỏ

- 1/2 quả cà chua, gọt vỏ và thái nhỏ

- 5 oz. thịt lợn băm/xắt nhỏ hoặc 3 oz. cá tuyết muối

- Nghệ tây

- Măng tây tươi

- Muối


## HƯỚNG::

a) Cạo sạch lớp màng bên trong bằng thìa cà phê sau khi cắt bỏ phần cuống của ớt và để dành làm nắp đậy để sau này lắp lại.

b) Đun nóng dầu và xào nhẹ ớt đỏ cho đến khi mềm.

c) Xào hành tây cho đến khi mềm, sau đó cho thịt vào và rán vàng nhẹ, thêm cà chua sau vài phút, sau đó thêm hạt tiêu đã nấu chín, gạo sống, nghệ tây và rau mùi tây. Nêm muối cho vừa ăn.

71

d) Cẩn thận đổ đầy ớt và đặt chúng trên các mặt của chúng trên đĩa chị u nhiệt, cẩn thận không làm đổ đầy.

e) Nấu món ăn trong lò nóng khoảng 1 tiếng rưỡi, đậy nắp.

f) Cơm được nấu trong dị ch cà chua và hạt tiêu.

## 29. Mục với hương thảo và dầu ót

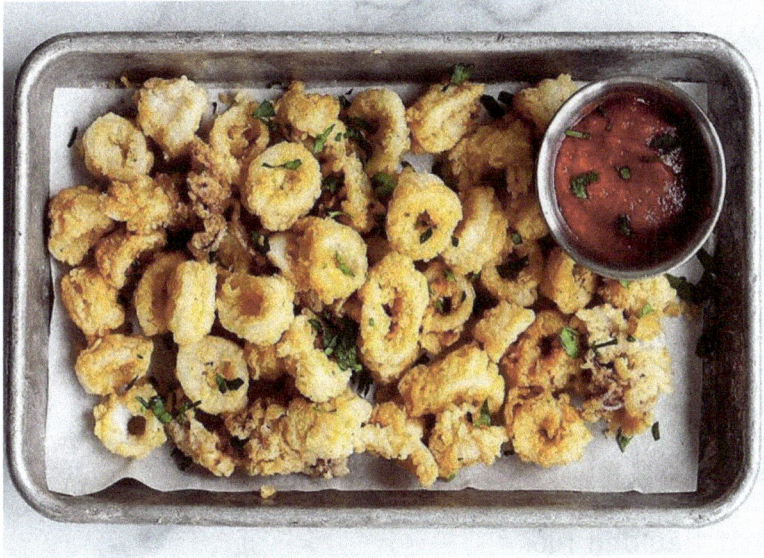

Khẩu phần: 4

## THÀNH PHẦN:

- Dầu ôliu siêu nguyên chất

- 1 bó hương thảo tươi

- 2 trái ớt đỏ, bỏ hạt và thái nhỏ 150ml kem đon

- 3 lòng đỏ trứng

- 2 muỗng canh phô mai Parmesan nạo

- 2 muỗng canh bột mì

- Muối và hạt tiêu đen tươi

- 1 tép tỏi, bóc vỏ và nghiền nát

- 1 muỗng cà phê oregano khô

- Dầu thực vật để chiên ngập dầu

- 6 Mực ống làm sạch, cắt khoanh

- Muối

## HƯỚNG::

a) Để làm nước xốt, đun nóng dầu ô liu trong một cái chảo nhỏ rồi cho hương thảo và ớt vào khuấy đều. Loại bỏ khỏi phương trình.

b) Trong một bát trộn lớn, đánh đều kem, lòng đỏ trứng, phô mai parmesan, bột mì, tỏi và lá oregano. Trộn cho đến khi bột mị n. Nêm hạt tiêu đen mới xay.

c) Làm nóng dầu ở nhiệt độ 200°C để chiên ngập dầu hoặc cho đến khi một khối bánh mì chín vàng trong 30 giây.

d) Lần lượt nhúng các khoanh mực vào bột và cẩn thận đặt chúng vào dầu. Nấu cho đến khi vàng nâu, khoảng 2-3 phút.

e) Để ráo nước trên giấy ăn và dùng ngay với nước sốt rưới lên trên. Nếu cần, nêm muối.

## 30.  GOLO-Diet Tortellini Salad

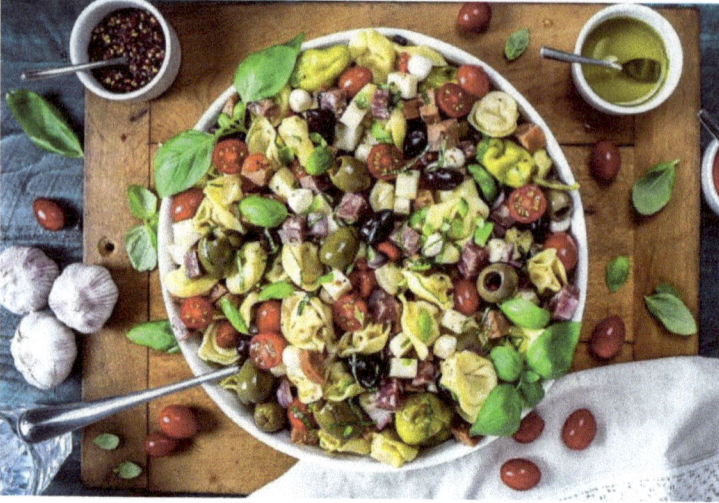

Khẩu phần: 8

## THÀNH PHẦN:

- 1 gói tortellini phô mai ba màu

- $\frac{1}{2}$ chén pepperoni thái hạt lựu

- $\frac{1}{4}$ chén hành lá thái lát

- 1 ớt chuông xanh thái hạt lựu

- 1 chén cà chua bi cắt đôi

- 1$\frac{1}{4}$ chén ô liu Kalamata thái lát

- $\frac{3}{4}$ chén trái tim atisô uớp xắt nhỏ 6 oz. phô mai mozzarella thái hạt lựu 1/3 chén sốt Ý

## HƯỚNG::

a) Nấu tortellini theo hướng dẫn trên bao bì, sau đó để ráo nước.

b) Quăng tortellini với các nguyên liệu còn lại, trừ nước sốt, vào một bát trộn lớn.

c) Rưới nước sốt lên trên.

d) Đặt sang một bên trong 2 giờ để thư giãn.

## 31.     <u>Salad mì ống Caprese</u>

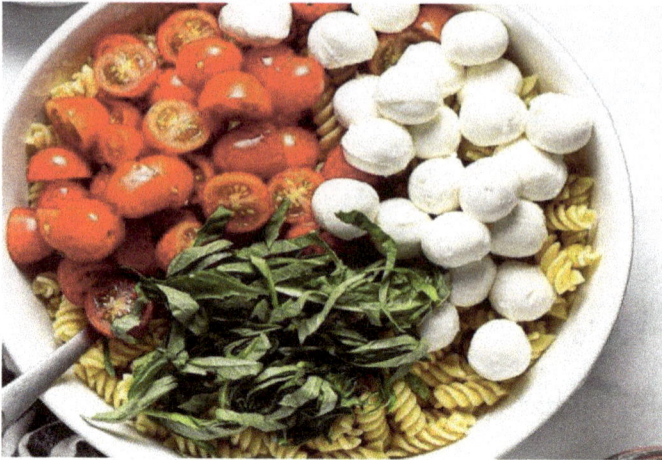

Khẩu phần: 8

**THÀNH PHẦN:**

- 2 chén mì ống nấu chín

- 1 chén sốt xì dầu

- 2 quả cà chua xắt nhỏ

- 1 chén phô mai mozzarella thái hạt lựu

- Muối và hạt tiêu cho vừa ăn

- 1/8 muỗng cà phê oregano

- 2 muỗng cà phê giấm rượu vang đỏ

**HƯỚNG::**

a) Nấu mì ống theo hướng dẫn trên bao bì, sẽ mất khoảng 12 phút. Làm khô hạn.

b) Trong một bát trộn lớn, trộn mì ống, sốt pesto, cà chua và pho mát; nêm muối, tiêu và oregano.

c) Rưới giấm rượu vang đỏ lên trên.

d) Đặt sang một bên trong 1 giờ trong tủ lạnh.

## 32.　　Cà tím với mật ong

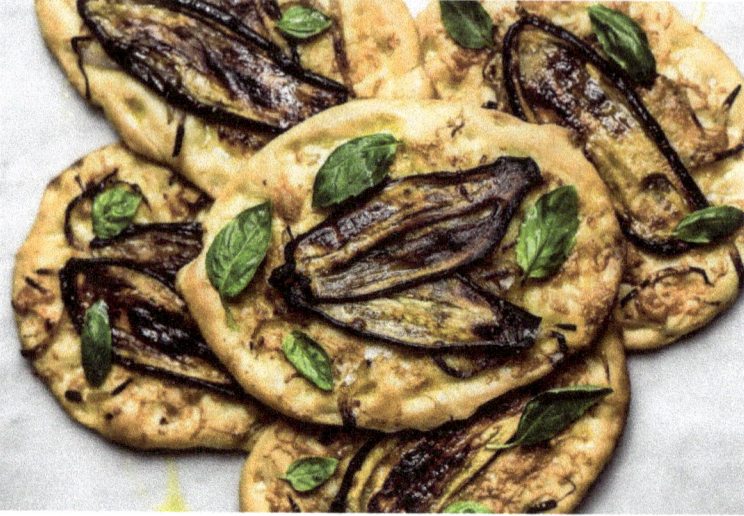

Khẩu phần : 2

## THÀNH PHẦN:

- 3 muỗng canh mật ong

- 3 quả cà tím

- 2 ly Sữa

- 1 muỗng canh muối

- 1 muỗng canh tiêu

- 100g bột mì

- 4 muỗng canh Dầu ô liu

## HƯỚNG::

a) Thái mỏng cà tím.

b) Trong một món ăn trộn, kết hợp cà tím. Đổ đủ sữa vào chậu để phủ hoàn toàn cà tím. Nêm một chút muối.

c) Để ít nhất một giờ để ngâm.

d) Lấy cà tím ra khỏi sữa và đặt chúng sang một bên. Sử dụng bột mì, áo từng lát. Áo trong một hỗn hợp muối và hạt tiêu.

e) Trong chảo, đun nóng dầu ô liu. Chiên giòn các lát cà tím ở 180 độ C.

f) Đặt cà tím chiên trên khăn giấy để hấp thụ dầu thừa.

g) Rưới cà tím với mật ong.

h)  Phục vụ.

**33.** **Xúc xích nấu rượu táo**

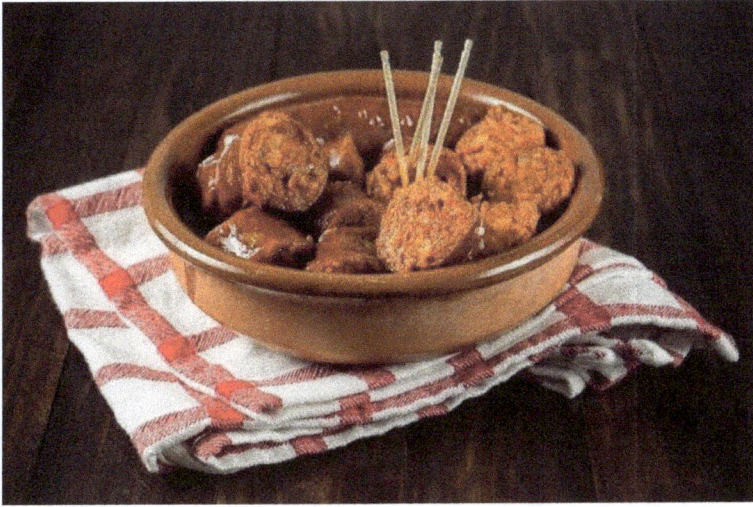

Khẩu phần : 3

## THÀNH PHẦN:

- 2 cốc rượu táo

- 8 xúc xích chorizo

- 1 muỗng canh dầu ô liu

## HƯỚNG::

a)  Cắt chorizo thành lát mỏng.

b)  Trong chảo, đun nóng dầu. Làm nóng lò ở mức trung bình.

c)  Quăng trong chorizo. Chiên cho đến khi thực phẩm đổi màu.

d)  Đổ rượu táo vào. Nấu trong 10 phút, hoặc cho đến khi nước sốt hơi đặc lại.

e)  Bánh mì nên được phục vụ với món ăn này.

f)  Vui thích!!!

## 34.     Bánh ngọt gà kiểu Ý

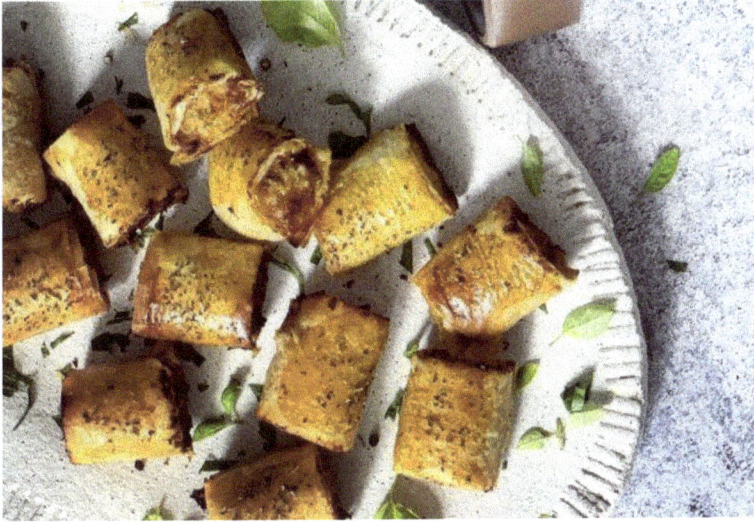

Khẩu phần : 8 gói

**Nguyên liệu**

- 1 lon Cuộn Lưỡi Liềm (8 cuộn)

- 1 cái ly Thị t gà xé nhỏ, nấu chín

- 1 muỗng canh Sốt mỳ Ý

- $\frac{1}{2}$ thìa cà phê tỏi băm

- 1 muỗng canh Phô mai mozzarella

**HƯỚNG::**

a) Làm nóng lò ở nhiệt độ 350 độ F. Kết hợp thị t gà, nước sốt và tỏi trong chảo và nấu cho đến khi nóng lên.

b) Hình tam giác làm từ các cuộn lưỡi liềm riêng biệt. Phân phối hỗn hợp thị t gà ở trung tâm của mỗi hình tam giác.

c) Nếu muốn, phân phối phô mai theo cách tương tự.

d) Chụm các mặt của cuộn lại với nhau và quấn quanh con gà.

e) Trên đá nướng, nướng trong 15 phút hoặc cho đến khi vàng.

**35.** **Hỗn hợp bỏng ngô kiểu Ý giòn**

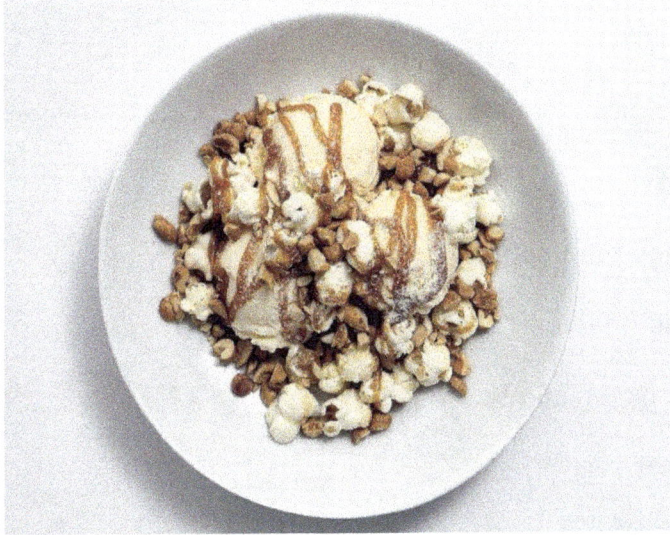

Khẩu phần : 10 Khẩu phần

**Nguyên liệu**

- 10 cốc bắp rang

- 3 chén Snack ngô hình con bọ

- $\frac{1}{4}$ cốc Margarine hoặc bơ

- 1 muỗng cà phê gia vị của Ý

- $\frac{1}{2}$ thìa cà phê Bột tỏi

- ⅓cốc Parmesan cheese

**HƯỚNG::**

a) Trong một bát lớn dùng được trong lò vi sóng, trộn bỏng ngô và snack ngô. Trong 1 cốc đo an toàn vi mô, kết hợp các thành phần còn lại , ngoại trừ pho mát.

b) Lò vi sóng trong 1 phút ở mức CAO hoặc cho đến khi bơ thực vật tan chảy; khuấy đều. Đổ hỗn hợp bỏng ngô lên trên.

c) Quăng cho đến khi mọi thứ đều được phủ đều. Lò vi sóng, không đậy nắp, trong 2-4 phút, cho đến khi nướng, khuấy mỗi phút. Phô mai Parmesan nên được rắc lên trên.

d) Phục vụ nóng.

# 36.     <u>Sô cô la đen hạnh nhân</u>

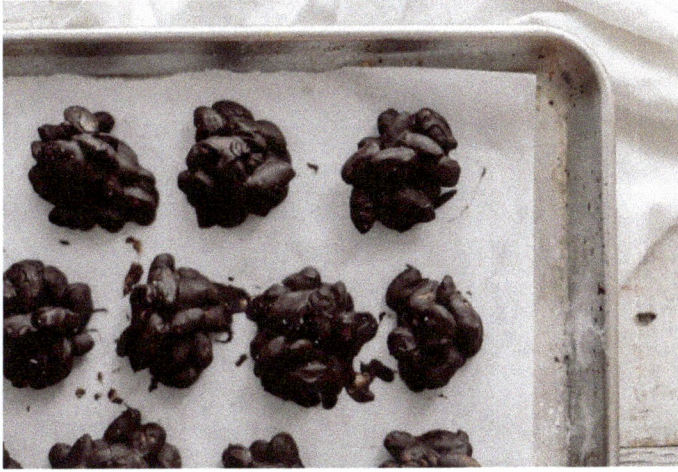

## THÀNH PHẦN

- 2 chén sô cô la đen chất lượng cao

- 3-4 chén hạnh nhân rang không muối

- muối hồng Himalaya

## HƯỚNG:

a) Trong chảo nước sốt trên lửa vừa, đun sôi nước cho đến khi nước bắt đầu bốc hơi. Tắt nhiệt.

b) Đặt một chiếc bát an toàn với nhiệt (thép không gỉ hoặc thủy tinh đều phù hợp) lên trên nồi và thêm sô cô la vào bát. Khuấy theo một hướng khi sô cô la tan chảy trên lửa mềm.

c) Khi sô cô la đã tan chảy hoàn toàn, đổ hạnh nhân vào sô cô la và trộn đều. Vui lòng thêm nhiều / ít hạnh nhân tùy thuộc vào sở thích về tỷ lệ sô cô la và hạnh nhân của bạn.

d) Dùng thìa múc hỗn hợp hạnh nhân/sô cô la và thả lên khay nướng có lót giấy nến.

e) Sau khi hoàn thành, rắc một chút muối biển lên từng cục sô cô la và để khô hoàn toàn, khoảng 1 giờ.

## 37.    <u>Gingerbread gia vị bánh mì nhanh</u>

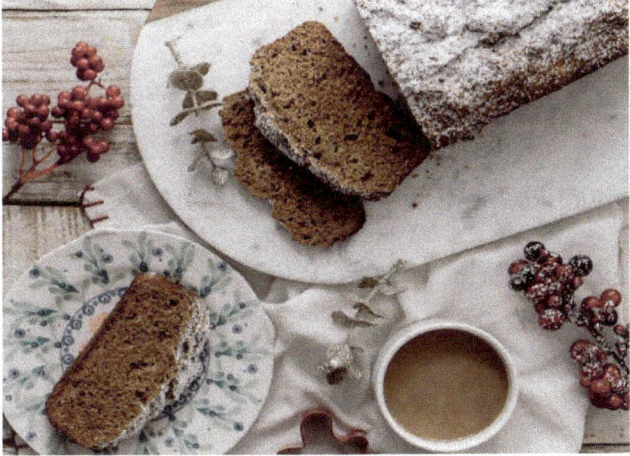

## THÀNH PHẦN

- 1 1/2 chén bột mì

- 1/2 chén bột hạnh nhân

- 1/2 muỗng cà phê muối kosher

- 1/2 muỗng cà phê baking soda

- 1 muỗng canh quế

- 1 muỗng canh gừng

- 1/2 muỗng cà phê hạt nhục đậu khấu

- 1/2 thìa cà phê đinh hương xay

- 1/2 cốc sữa

- 2-3 muỗng canh mật mía

- 1 thanh bơ, nhiệt độ phòng

- 1/2 chén đường nâu

- 1 muỗng cà phê chiết xuất vani

- 1 quả trứng, nhiệt độ phòng

## HƯỚNG:

a)  Làm nóng lò trước ở 350 độ.

b) Trong một cái bát, trộn bột mì, muối, baking soda và gia vị với nhau. Để qua một bên

c) Trong một bát khác, thêm bơ và đường với nhau và trộn bằng máy trộn cầm tay cho đến khi nhẹ và mịn, 2-3 phút. Thêm chiết xuất vani và trứng và trộn cho đến khi kết hợp.

d) Thêm mật đường vào hỗn hợp bơ và trộn lại.

e) Xen kẽ giữa hỗn hợp bột và sữa, thêm vào hỗn hợp trứng và trộn bằng máy trộn cầm tay cho đến khi vừa kết hợp.

f) Đổ bột vào khuôn ổ bánh mì 9 x 5 có lót giấy nến. Bạn muốn tạo như một chiếc địu để lấy bánh ra dễ dàng.

g) Nướng trong 20-25 phút cho đến khi vàng nâu. Di chuyển ra khỏi lò và để nguội. Rắc đường bột và thưởng thức khi còn ấm với một tách cà phê.

## 38.    <u>Pumpkin Cheesecake</u>

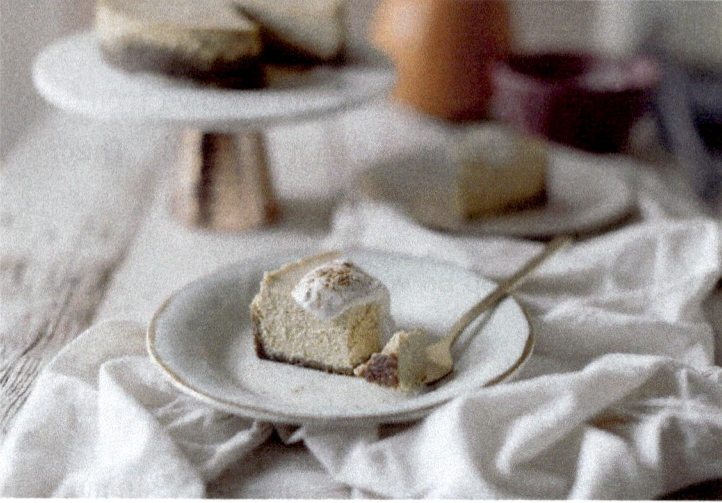

## THÀNH PHẦN

- 1 1/2 cốc bánh quy gingersnap nghiền nát

- 1 muỗng canh bơ tan chảy

- 2 khối pho mát kem (tổng cộng 16 oz) ở nhiệt độ phòng

- 1/2 chén bí ngô nghiền

- 1 muỗng canh bột mì

- 1/4 chén xi-rô phong

- 1/4 chén đường nâu

- 1 muỗng cà phê gia vị bí ngô

- 2 quả trứng (nhiệt độ phòng)

## HƯỚNG:

a) Trong một cái bát, trộn gingersnap và bơ với nhau. Để qua một bên.

b) Trong một khuôn đáy có thể tháo rời (hoặc khuôn dạng lò xo) lót bằng giấy da. Đổ hỗn hợp gingersnap đã nghiền vào chảo và dùng một chiếc cốc đáy phẳng, làm phẳng nó. Cho vào tủ lạnh cho cứng lại.

c) Trong một bát khác, trộn phô mai kem, bí ngô nghiền nhuyễn, bột mì, xi-rô cây phong, đường nâu và gia vị bí ngô với nhau cho đến khi mịn. Tiếp theo, trộn một quả trứng, trộn từng quả một cho đến khi vừa kết hợp. Kết thúc với thìa. Đổ vào chảo bánh đã chuẩn bị và đậy bằng giấy bạc.

d) Trong Multipot, thêm 1 cốc nước và đặt chảo bánh pho mát vào trivet. Đổ vào nồi trong và đóng nắp. Di chuyển đồng hồ đo áp suất đến vị trí hàn kín và bật chức năng đóng bánh sau 30 phút.

e) Sau khi hoàn thành, giảm áp suất nhanh và mở nắp trong vài phút để giải phóng phần còn lại của hơi nước. Tắt máy và đóng nắp.

f) Để nhiệt độ tự nhiên trong một giờ và lấy bánh pho mát ra. Cho vào ngăn mát tủ lạnh ít nhất 4-5 tiếng cho ngấm. Vui thích!

**39.** <u>Bánh hạnh nhân đào GOLO</u>

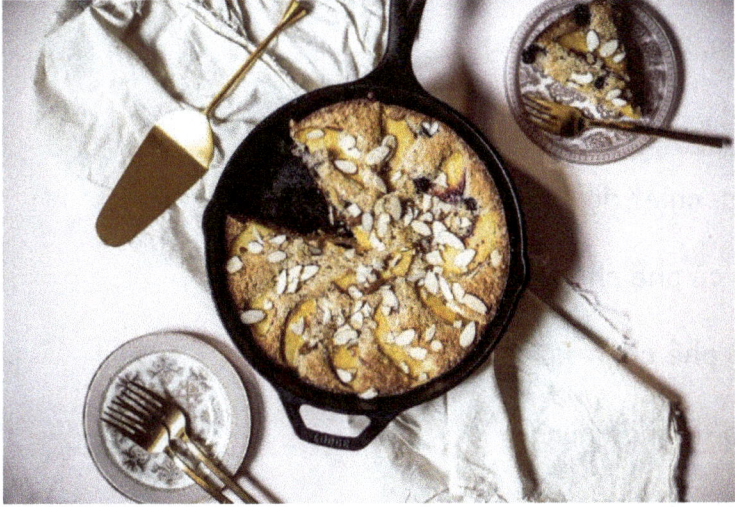

## THÀNH PHẦN

- 1/4 chén bơ, nhiệt độ phòng

- 3/4 chén đường

- 1 quả trứng, nhiệt độ phòng

- 1/2 muỗng cà phê chiết xuất hạnh nhân

- 1 muỗng cà phê chiết xuất vani

- 3/4 chén bột mì đa dụng

- 3/4 chén bột hạnh nhân

- 1/2 muỗng cà phê bột nở

- 1/4 muỗng cà phê baking soda

- 1/2 muỗng cà phê muối kosher

- 1/2 cốc sữa chua nguyên chất

- 1 chén đào thái lát

- 1/4 chén quả việt quất

- 1/4 chén hạnh nhân thái lát

- 1 muỗng canh đường cát

## HƯỚNG:

a) Làm nóng lò ở 375 độ.

b) Trong một cái bát, trộn bơ và đường cho đến khi kem và mịn. Thêm trứng, chiết xuất vani, chiết xuất hạnh nhân và tiếp tục trộn cho đến khi kết hợp.

c) Trong một bát khác, trộn bột hạnh nhân, bột mì đa dụng, muối nở, bột nở và muối.

d) Kết hợp một nửa hỗn hợp bột với hỗn hợp trứng và khuấy cho đến khi vừa đủ kết hợp. Tiếp theo, thêm sữa chua và phần còn lại của hỗn hợp bột và trộn bằng tay cho đến khi kết hợp. Bột nên nhẹ và mịn.

e) Trong một chảo gang cỡ trung bình, mỡ tốt. Đổ bột vào và phủ quả việt quất và đào thái lát lên trên. Rắc hạnh nhân thái lát và đường cát lên trên và nướng trong 30 phút cho đến khi mặt trên có màu vàng nâu. Bột nên được nướng dưới một chút.

# 40.    Bánh phô mai chanh mâm xôi không nướng

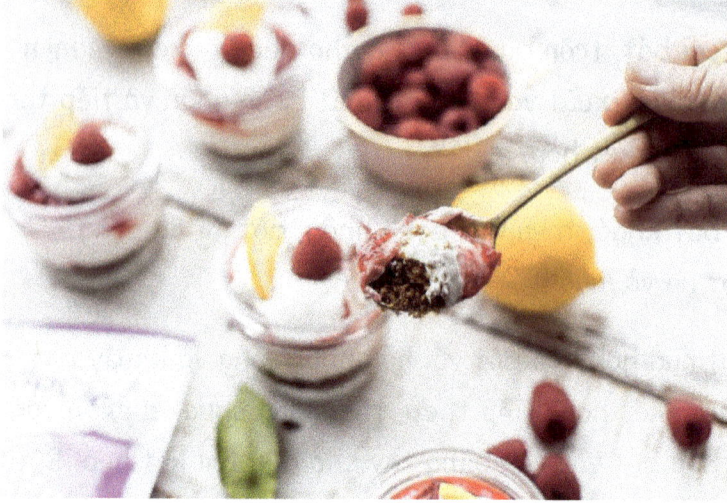

## THÀNH PHẦN

## VỎ TRÁI ĐẤT:

- 1 1/2 mẩu vụn Graham

- 4 Muỗng canh bơ đun chảy

## NHÂN BÁNH PHÔ MAI LEMON:

- 16 oz. kem phô mai, nhiệt độ phòng

- 1/2 chén kem chua

- 1 muỗng canh sữa

- 1 muỗng cà phê chiết xuất vani

- 1 cốc đường bột hữu cơ lành mạnh

- vỏ chanh

- 1 Muỗng canh nước cốt chanh

### Sốt phúc bồn tử

- 2 muỗng canh đường mía hữu cơ lành mạnh

- 1 Muỗng canh nước cốt chanh

- 1 chén quả mâm xôi tươi

● Topping: Kem tươi, chanh tươi và phúc bồn tử

## HƯỚNG:

a) Để làm vỏ bánh: Trong một cái bát, thêm vụn bánh mì graham với bơ tan chảy. Trộn đều và để một bên.

b) Để làm nhân bánh pho mát chanh: Trong một cái bát, thêm pho mát kem, kem chua, sữa và chiết xuất vani. Trộn ở tốc độ cao bằng máy trộn cầm tay cho đến khi mịn. Thêm đường bột, vỏ chanh và nước cốt chanh và trộn lại. Cạo xuống bát, sau đó thêm vào một túi bắt kem.

c) Để làm nước sốt quả mâm xôi: Trong chảo nước sốt vừa, thêm đường, nước cốt chanh và quả mâm xôi tươi. Trộn đều và nấu trên lửa vừa cho đến khi quả mâm xôi tiết ra nước và nước sốt đặc lại. Tắt bếp và để nguội hoàn toàn.

d) Để lắp ráp: Trong 4 oz. lọ thợ nề, thêm 2-3 muỗng canh hỗn hợp vỏ bánh graham và nén chặt. Sau đó, cho hỗn hợp bánh pho mát vào. Lắc bình để làm phẳng hỗn hợp bánh pho mát. Thêm một thìa nước sốt mâm xôi, phủ kem tươi, chanh và quả mâm xôi lên trên. Vui thích!

**41.**     <u>**Ly Mousse Sôcôla S'mores**</u>

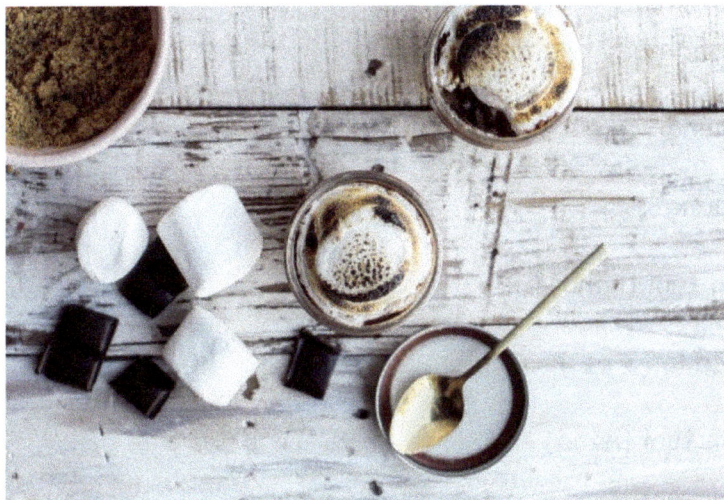

## THÀNH PHẦN

- 1 chén vụn bánh quy graham

- 2 lòng đỏ trứng

- 1/4 chén đường

- 1/2 cốc kem tươi (nặng)

- 1/2 cốc sô cô la (3 oz.)

- 3/4 cốc kem tươi (nặng)

## HƯỚNG:

a) Đánh lòng đỏ trứng trong tô nhỏ bằng máy trộn điện ở tốc độ cao khoảng 3 phút hoặc cho đến khi đặc và có màu chanh. Dần dần đánh trong đường.

b) Đun nóng 1/2 cốc kem tươi trong nồi 2 lít trên lửa vừa cho đến khi nóng. Dần dần khuấy ít nhất một nửa số kem nóng vào hỗn hợp lòng đỏ trứng; khuấy lại thành kem nóng trong chảo. Nấu trên lửa nhỏ khoảng 3 phút, khuấy liên tục cho đến khi hỗn hợp đặc lại (không đun sôi). Khuấy sô cô la chip cho đến khi tan chảy. Đậy nắp và để trong tủ lạnh khoảng 2 giờ, thỉ nh thoảng khuấy, chỉ cho đến khi lạnh.

c) Đánh 3/4 chén kem tươi trong tô vừa được làm lạnh bằng máy trộn điện ở tốc độ cao cho đến khi bông cứng. Gấp hỗn hợp sô cô la vào kem đánh bông. Ống hoặc thìa hỗn hợp vào bát phục

104

vụ. Làm lạnh ngay bất kỳ món tráng miệng nào còn lại sau khi phục vụ.

d) Phủ kem marshmallow lên trên, bánh mì nướng marshmallow khổng lồ.

## 42.     <u>Bánh tart sô cô la lựu không nướng</u>

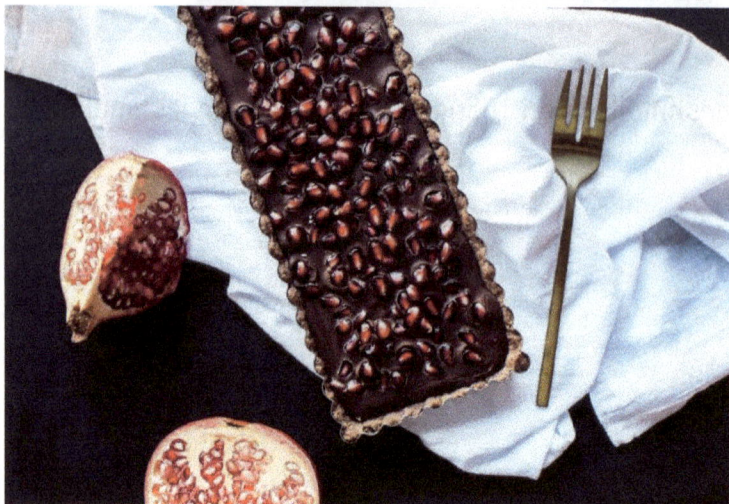

# THÀNH PHẦN

## ĐỐI VỚI LỚP VỎ

- 2 chén (192g) bột hạnh nhân chần
- ¼ cốc (21g) bột ca cao
- ⅓cốc (67g) dầu dừa, đun chảy
- 2 muỗng canh (40g) xi-rô cây phong nguyên chất
- Một nhúm muối biển

## CHO ĐIỀN

- ½ cốc (114g) nước cốt dừa béo đóng hộp
- ¼ cốc nước ép lựu nguyên chất
- 8 oz. sô cô la đen, thái nhỏ
- ½ đến 1 chén hạt lựu, tùy theo sở thích

## HƯỚNG:

a) Bôi nhẹ chảo 8 inch có đáy có thể tháo rời bằng dầu dừa.

b) Trong một cái bát, kết hợp tất cả các thành phần cho lớp vỏ và khuấy đều cho đến khi kết hợp hoàn toàn. Nhấn đều dọc theo đáy và lên các mặt của khuôn bánh tart đã chuẩn bị. Đặt trong tủ lạnh trong khi bạn chuẩn bị làm đầy.

c) Đặt sô cô la vào một cái bát lớn. Trong một cái chảo nhỏ, đun sôi nước cốt dừa và nước ép lựu. Đổ hỗn hợp nước cốt dừa nóng lên sô cô la và để yên trong 1 phút, sau đó đánh cho đến khi mịn và kem. Đổ đầy vào lớp vỏ đã chuẩn bị.

d) Trang trí trên cùng với hạt lựu.

e) Đặt tart trong tủ lạnh để đặt và làm mát hoàn toàn, khoảng 1 đến 2 giờ. Cắt lát và phục vụ.

f) Lưu trữ tất cả thức ăn thừa trong hộp kín trong tủ lạnh.

## 43.    <u>Nhà tài chính Berry</u>

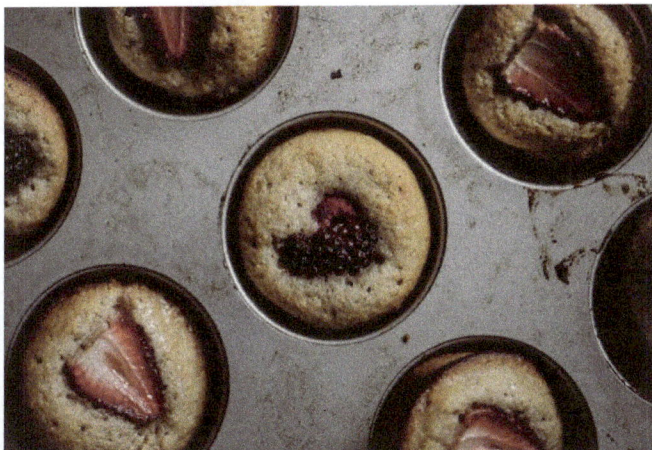

## THÀNH PHẦN

- 1 chén bột hạnh nhân

- 1/4 chén bột mì đa dụng

- 1/2 chén đường

- 1 thìa cà phê quế

- 4 lòng trắng trứng, nhiệt độ phòng

- 1/4 chén bơ tan chảy

- 1 muỗng cà phê chiết xuất vani

## HƯỚNG:

a) Làm nóng lò ở 375 độ.

b) Trong một cái bát, kết hợp bột hạnh nhân, bột mì đa dụng, đường, quế và muối kosher. Trộn đều cho đến khi kết hợp.

c) Khuấy lòng trắng trứng, bơ tan chảy và chiết xuất vani. Trộn cho đến khi vừa kết hợp.

d) Trong chảo muffin đã được bôi mỡ, cho bột vào đầy 2/3 khuôn. Họ sẽ trỗi dậy. Phủ các loại quả mọng yêu thích của bạn lên trên và nướng trong 15-17 phút cho đến khi có màu vàng nâu.

## 44.   Súp lơ nướng "Nachos"

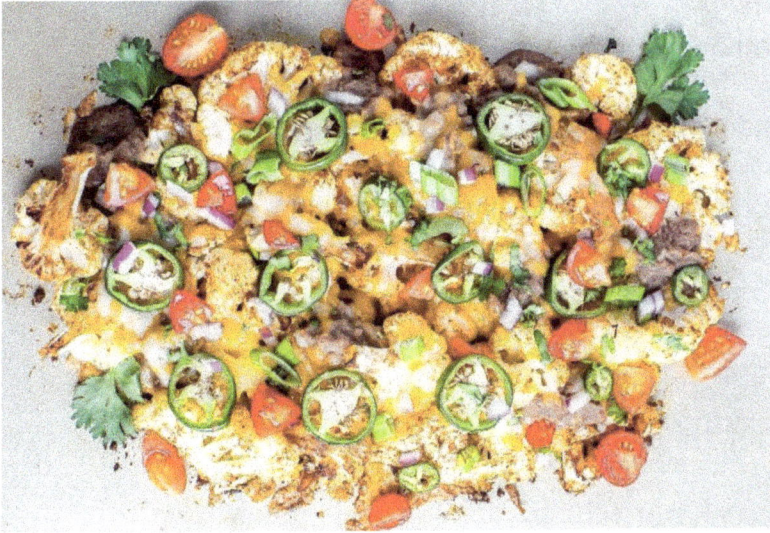

## THÀNH PHẦN

- 1 đầu súp lơ lớn - cắt thành những bông hoa, sau đó thái "mỏng" như khoai tây chiên

- 2 muỗng canh dầu ô liu (hoặc dầu bơ)

- muối biển

- tiêu đen xay

- 1 muỗng canh gia vị GOLO Taco

- 1 1/2 cốc vụn, phô mai cheddar

- 1 chén đậu đen

- 1 lb. lựa chọn thịt gà xé, gà tây xay hoặc thịt bò xay

- 3/4 chén cà chua xắt nhỏ

- 1/4 chén hành tím thái nhỏ

- 1-2 jalapenos, thái lát mỏng (tùy chọn)

- 1 quả bơ thái lát, thái hạt lựu hoặc nghiền

## GIA VỊ GOLO TACO

- $\frac{1}{4}$ chén bột ớt

- $\frac{1}{4}$ chén bột thì là

- 1 muỗng canh bột tỏi

- 1 muỗng canh bột hành

- 1 muỗng cà phê oregano

- 2 muỗng cà phê ớt bột

- 1 muỗng cà phê tiêu xay

- $\frac{1}{4}$ chén muối biển hồng Himalaya (tùy chọn)

## HƯỚNG:

a) Làm nóng lò ở nhiệt độ 425 độ F. Cắt đầu súp lơ thành những bông hoa lớn. Sau đó thái lát mỏng (như khoai tây chiên).

b) Trong một cái bát thêm dầu ô liu (hoặc dầu bơ), thêm 1 muỗng canh. gia vị GOLO Taco, một chút muối và hạt tiêu, trộn đều.

c) Cho súp lơ vào bát dầu đã pha. Đặt súp lơ trên khay nướng, chừa khoảng trống ở giữa (điều này sẽ giúp chúng giòn hơn). Nướng trong 20 phút hoặc cho đến khi chúng chín và giòn theo ý thích của bạn.

d) Trong khi súp lơ đang nấu, hãy nấu phần thị t bạn muốn nếu nó chưa được nấu chín (nêm một ít gia vị *GOLO Taco*).

e) Đẩy "chip" súp lơ vào giữa chảo. Rắc phô mai vụn, thị t và đậu đen. Tiếp tục xếp lớp. Đặt trở lại lò nướng trong khoảng 5-8 phút, hoặc cho đến khi phô mai tan chảy.

f) Cho cà chua xắt nhỏ, hành tím, bơ và ớt jalapenos lên trên.

g) Phục vụ ngay lập tức. Vui thích!

## 45.    **Muffins Dâu**

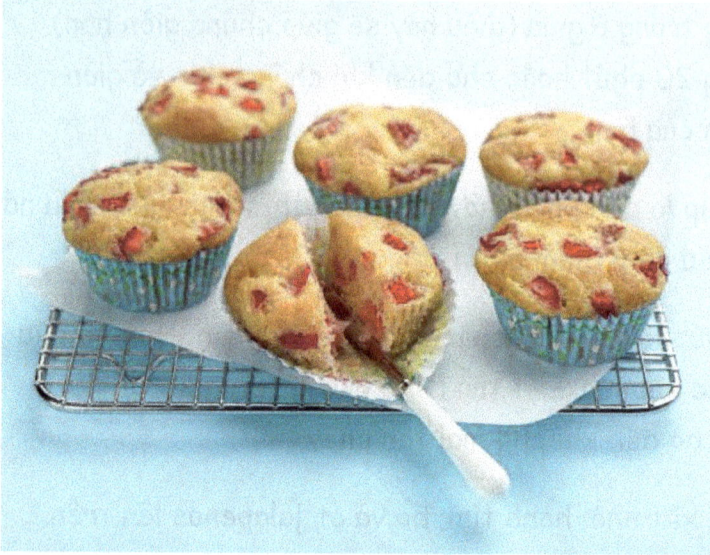

Thực hiện: 12 phần ăn

## THÀNH PHẦN

- 1 chén, cộng với 1 muỗng canh bột mì

- 1 chén yến mạch cán mỏng

- 2 muỗng cà phê bột nở

- ¼ muỗng cà phê muối biển

- 2 quả trứng lớn, đánh nhẹ

- 1 cốc sữa chua Hy Lạp nguyên chất

- 3 muỗng canh mật ong

- $\frac{1}{4}$ cốc sữa nguyên chất

- 2 muỗng cà phê chiết xuất vani

- 1 chén dâu tây, thái hạt lựu hoặc thái lát

**HƯỚNG:**

a) Làm nóng lò trước ở 350 độ. Sử dụng bình xịt nấu ăn hữu cơ để phủ một lớp bánh nướng xốp 12 lần.

b) Trong một bát lớn, kết hợp 1 chén bột mì, yến mạch, bột nở và muối.

c) Trong một bát vừa, đánh trứng, sữa chua, mật ong, sữa và vani.

d) Khuấy Thành phần ướt với Thành phần khô cho đến khi kết hợp.

e) Phủ dâu tây với 1 muỗng canh bột mì rồi cho vào bột bánh muffin.

f) Chia đều bột cho các cốc muffin (đổ đầy lên trên cùng).

g) Nướng trong 18 đến 20 phút hoặc cho đến khi mặt trên vàng và tăm sạch.

h) Để bánh nướng xốp nguội trước khi lấy ra khỏi chảo.

# MÓN CHÍNH VÀ MÓN PHỤ

**46.** <u>Đậu hủ xiên sa tế</u>

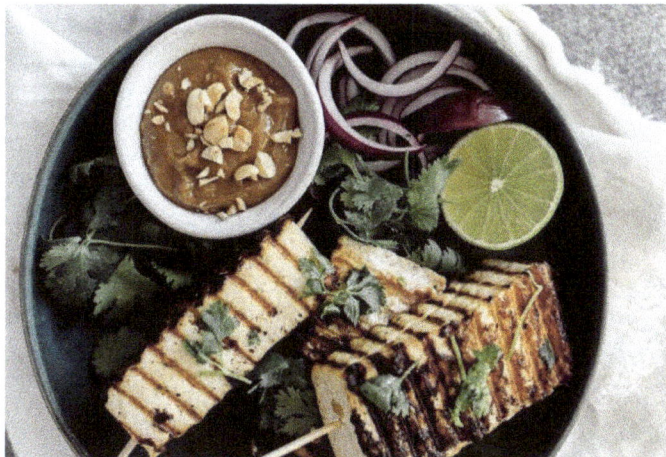

## THÀNH PHẦN

- 1 hộp đậu phụ hữu cơ, chắc

- sốt sa tế đậu phộng

- 3 muỗng canh bơ đậu phộng tự nhiên

- 2 muỗng canh nước tương

- 1 muỗng canh giấm gạo

- 2 muỗng cà phê đường nâu sẫm đóng gói

- 1 muỗng cà phê gừng tươi nạo

- 1 tép tỏi, băm nhỏ

- 1-2 muỗng canh nước

## HƯỚNG:

a) Trong một cái bát, trộn tất cả các thành phần với nhau cho đến khi nó kết hợp với nhau. Tách nước sốt làm đôi và sử dụng cho những việc sau:

b) Phần nước xốt đậu hũ: Cho thêm 2 thìa cafe nước mắm và 2 thìa canh nước lọc cho loãng.

c) Đối với nước chấm: Pha loãng với một ít nước cho đến khi đạt độ đặc mong muốn.

# CHUẨN BỊ ĐẬU HỦ:

d) Quấn nó quanh một chiếc khăn bếp và ấn xuống để xả nước thừa.

e) Cắt đậu phụ thành 4 lát dày. Nếu bạn thích chúng mỏng hơn một chút, hãy cắt 6 lát dày theo chiều ngang. Tôi có xu hướng thích của tôi ở phía dày hơn, nhiều thịt hơn. Đặt đậu phụ vào một hộp vuông và đổ nước xốt đậu phụ lên trên. Phủ đều nước sốt lên đậu phụ và ướp ít nhất 30 phút để đậu ngấm gia vị.

f) Phết một ít dầu lên vỉ nướng để chống dính và nướng ở nhiệt độ cao trong 3 phút cho mỗi mặt.

g) Cho đậu phụ xiên que và ăn kèm với nước chấm sa tế đậu phộng. Trang trí thêm đậu phộng, chanh và ngò.

h) Để chuẩn bị bát cơm, hãy thêm các loại rau tươi yêu thích của bạn và dùng kèm với nước sốt đậu phộng.

**47.** <u>mỳ đậu đen jjapaguri bít tết</u>

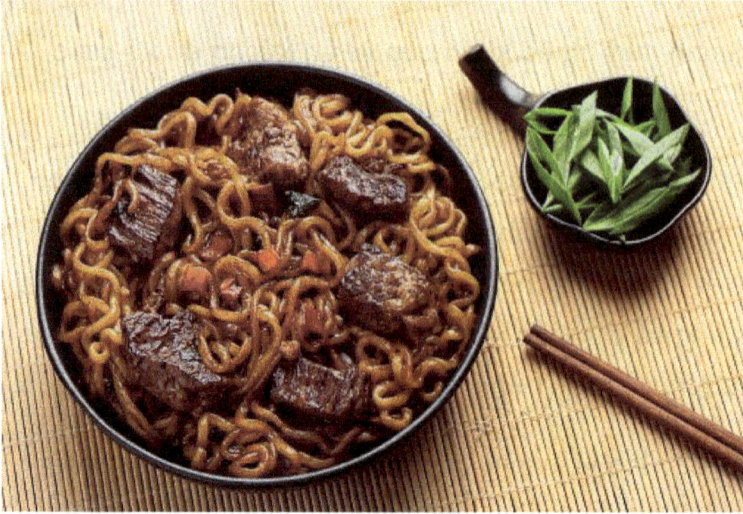

## THÀNH PHẦN

- 1 muỗng canh dầu ô liu

- 1 củ hành vidalia, cắt thành từng khúc 1 inch

- 1 zucchini, cắt thành miếng 1 inch

- ¼ chén bột đậu đen Hàn Quốc

- 1 muỗng canh dầu mè

- 2 muỗng cà phê đường

- 2 muỗng cà phê gochujang

- 3 tép tỏi

- 1 muỗng cà phê gừng, băm nhỏ

- 1 chén nước luộc gà

- 1 cái ly

- 1 miếng sườn bò bít tết

- Muối và hạt tiêu cho vừa ăn

## HƯỚNG:

a) Thấm khô miếng bít tết sườn và nêm thêm muối và hạt tiêu. Để qua một bên.

b) Trong chảo gang, vặn lửa lớn. Khi bạn bắt đầu thấy thịt bốc khói, hãy cho thịt vào và áp chảo trong 3-4 phút cho mỗi mặt. Điều này sẽ cung cấp cho bạn một miếng bít tết vùa hiếm - vùa. Nếu muốn chín kỹ hơn thì nấu lâu hơn. Sau khi hoàn thành, lấy ra khỏi chảo và đặt sang một bên.

c) Trong một cái nồi khác, luộc mì theo hướng dẫn trên bao bì. Xả và rửa sạch để loại bỏ bất kỳ tinh bột. Để qua một bên.

d) Trong một cái chảo lớn, trên lửa vùa, thêm dầu và để cho nóng. Sau khi nóng, giảm nhiệt xuống mức trung bình thấp và thêm hành vidalia. Xào trong 10-15 phút cho đến khi mềm và đẹp. Bạn sẽ thấy một chút màu nâu trên chảo, nhưng chúng ta sẽ tẩy lớp tráng men này sau. Tiếp theo, thêm bí xanh và tiếp tục nấu thêm 3 phút nữa.

e) Thêm bột đậu đen Hàn Quốc, dầu mè, đường, gochujang, tỏi, gừng và nước dùng gà. Đun trên lửa vùa trong 5 phút cho đến khi nó bắt đầu sủi bọt và hơi đặc lại. Thêm mì đã nấu chín vào nước sốt và trộn đều cho đến khi phủ.

f) Bày mì ra đĩa với một ít xương sườn thái lát, trang trí bằng hạt vừng và hành lá. Vui thích!

**48.** <u>*Cá hồi bơ chanh*</u>

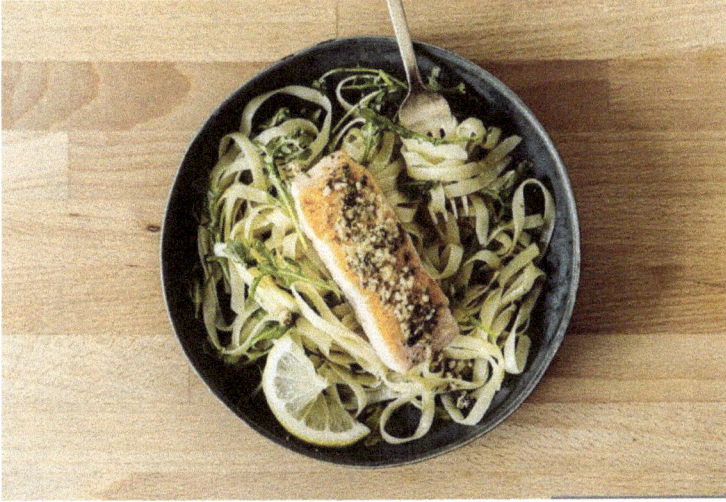

## THÀNH PHẦN

- 2 muỗng canh bơ ở nhiệt độ phòng

- Hương vị từ chanh

- Nước ép từ nửa quả chanh

- Hỗn hợp thảo mộc tươi (ngò tây, húng quế, hương thảo)

- 3 tép tỏi

- 1 muỗng cà phê muối kosher

## HƯỚNG:

a) Trong một cái bát, trộn bơ, vỏ chanh, nước cốt chanh, hỗn hợp thảo mộc, tép tỏi và muối. Đừng lo lắng nếu nước cốt chanh không hòa vào - dù sao thì chúng ta cũng sẽ làm tan chảy mọi thứ sau. Đặt hỗn hợp sang một bên.

b) Để làm chín cá hồi, trên chảo chống dính, cho một ít dầu ăn vào, áp chảo mỗi mặt từ 4-6 phút cho đến khi mặt ngoài vàng nâu rồi cho hỗn hợp bơ đã trộn vào. Để nó tan chảy và nấu trong một giây là xong.

## 49.      <u>Mì Đan Đàn</u>

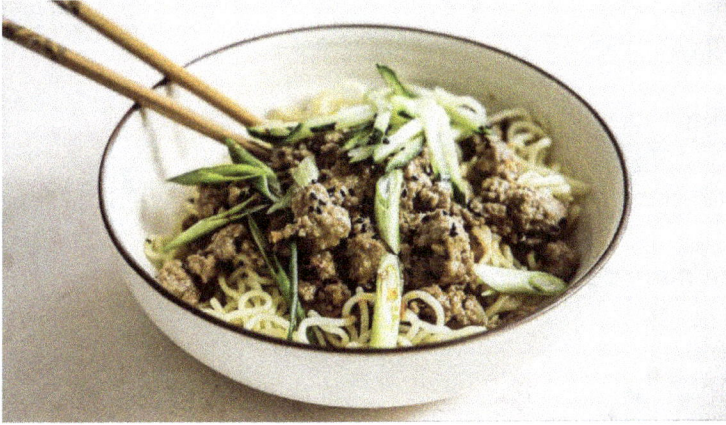

## THÀNH PHẦN

- 1 lb thị t lợn xay

- 3 tép tỏi băm

- 1 muỗng canh gừng băm

- 1-1 1/2 chén nước dùng gà

- 1 muỗng canh dầu ớt

- 1 muỗng canh giấm gạo

- $\frac{1}{4}$ chén nước tương

- 3 muỗng tahini

## HƯỚNG:

a) Trong một bát, thêm nước tương, tahini, giấm gạo, dầu ớt và trộn đều.

b) Trong một cái chảo lớn, thêm dầu và để thật nóng. Thêm thị t lợn và nêm một chút muối, tỏi và gừng. Nấu cho đến khi thị t mềm và tơi ra, dùng thìa bẻ nhỏ thị t heo. Đổ nước sốt lên trên cùng với một ít nước dùng gà. Nấu cho đến khi nước sốt đặc lại - thêm 5 phút nếu bạn muốn nước sốt đặc hơn.

c) Phục vụ mì ramen và rắc dưa chuột thái nhỏ và hạt mè đen lên trên. Vui thích!

## 50.  Miso thịt heo xào gừng

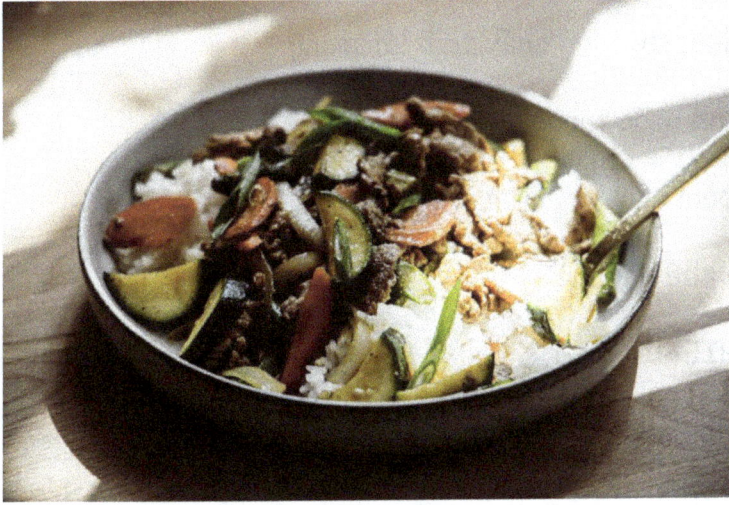

## THÀNH PHẦN

- 1 lb. Thăn lợn, thịt lợn chấy thái lát mỏng

- 1 muỗng canh nước tương

- 3 tép tỏi, băm nhỏ

- 1 muỗng cà phê dầu mè

## NƯỚC MẮM CHIÊN:

- 1 tép tỏi, băm nhỏ

- 1 muỗng canh gừng, băm nhỏ

- 2 muỗng canh nước tương

- 1 muỗng canh mirin

- 1 muỗng canh tương miso

- 2 muỗng cà phê đường nâu

- 2 muỗng cà phê bột bắp

- 1 muỗng canh nước (tùy chọn) - điều này sẽ làm cho món ăn trở nên "xào" hơn

- Rau củ - Măng tây, cà rốt, bí xanh, hành tây thái lát mỗi loại 1 chén.

## HƯỚNG:

a) Trên thớt, thái mỏng thăn lợn và chuyển sang một cái tô lớn. Trộn với nước tương, dầu mè và tỏi. Đặt sang một bên trong 15 phút.

b) Trong khi đó, trộn đều nước sốt xào. Trong một cái bát nhỏ, thêm tỏi, gừng, nước tương, tương miso, mirin, đường nâu, bột bắp và nếu bạn muốn có nhiều nước sốt, hãy thêm nước.

c) Làm nóng chảo với một ít dầu cho đến khi nó nóng bốc khói. Thêm thị t lợn và xào cho đến khi chín - ở 145 độ. Cho phần rau củ đã trộn vào và tiếp tục đun trên chảo nóng cho đến khi hơi chín nhưng vẫn còn độ giòn.

d) Thêm nước sốt xào và tiếp tục trộn trong 2 phút cho đến khi nước sốt đặc lại và nóng.

## 51. <u>Cá hồi nướng phong và rau</u>

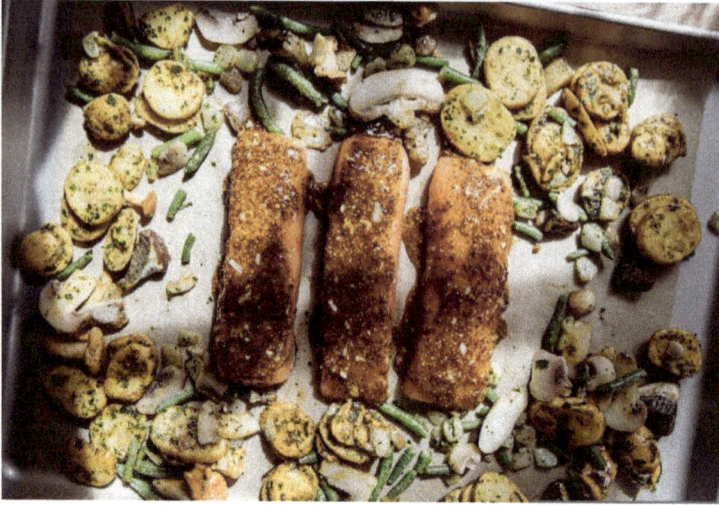

# THÀNH PHẦN

- 3 miếng cá hồi

- 2 muỗng canh mù tạt thô

- 2 muỗng canh xi-rô phong

- 1 muỗng cà phê ớt bột

- 1 tép tỏi, băm nhỏ

- 1 muỗng cà phê muối kosher

- giọt dầu ô liu

- 1 túi khoai tây đồng quê, haricot vert và nấm dại

## HƯỚNG:

a) Trong một cái bát, trộn mù tạt, xi-rô cây thích, tỏi, bột ớt, muối và dầu ô liu. Để qua một bên.

b) Trên một tấm nướng có lót giấy da, đổ rau đông lạnh ra để chừa chỗ cho cá hồi ở giữa. Đặt các miếng cá hồi xuống và phết hỗn hợp mù tạt phong lên từng miếng cá hồi.

c) Nướng ở 400 độ trong 10-12 phút, lật rau giữa chừng để chín đều.

d) Để nguội đủ để cầm và bày ra đĩa với rau xanh và trang trí bằng một lát chanh. Vui thích!

## 52.     súp bánh bao miso

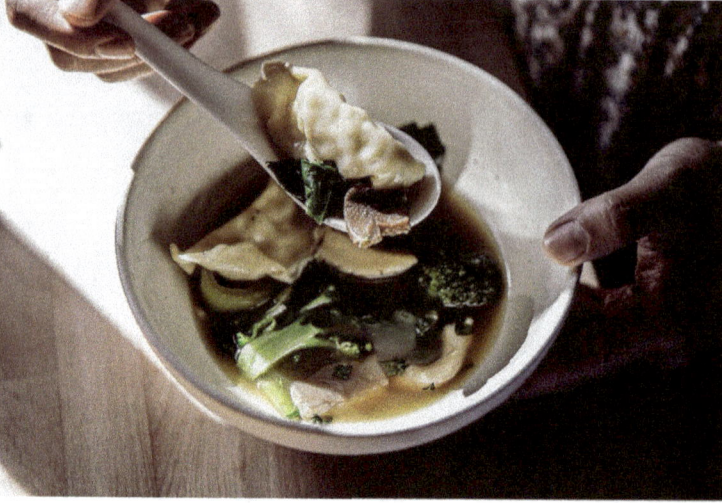

## THÀNH PHẦN

- 4 chén canh miso gừng

- 8-10 miếng gốm, đông lạnh

- 1/2 chén bông cải xanh

- 1 cọng bông cải non

- 1 chén nấm đông lạnh

- 1 muỗng cà phê nước tương

- 1/2 muỗng cà phê dầu mè

## HƯỚNG:

a) Trong một cái chảo hoặc nồi, thêm nước dùng gừng miso (hoặc nước dùng yêu thích của bạn) và đun sôi ở nhiệt độ trung bình cao. Thêm cần tây, bông cải xanh và nấm và đun sôi trong 2 phút.

b) Thêm bok choy, nước tương, dầu mè và tắt lửa. Để bok choy héo trong một hoặc hai phút và cho ra bát.

## 53.    <u>Spaghetti alla puttanesca</u>

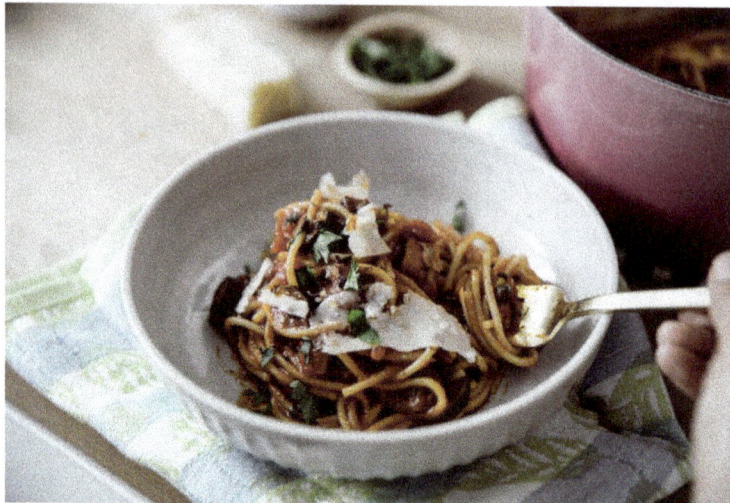

# THÀNH PHẦN

- 2 tép tỏi, băm nhỏ

- 4 miếng cá cơm

- 1 muỗng canh nụ bạch hoa

- 28 oz. Cà chua nghiền

- ½ chén ô liu đen, giảm một nửa

- ¼ chén ô liu Kalamata, giảm một nửa

- 1 ly nước

- ½ lb mì spaghetti, chưa nấu chín

- ¼ chén rau mùi tây, xắt nhỏ

- Parmesan cheese

- Dầu ô liu

# HƯỚNG:

a) Trong một cái nồi lớn, thêm dầu ô liu và để nóng trên lửa vừa. Thêm tỏi và nấu trong một phút cho đến khi có mùi thơm.

b) Thêm phi lê cá cơm và chia nhỏ trong một phút cho đến khi thấm dầu. Thêm nụ bạch hoa và nghiền nát nó. Thêm nước sốt cà chua, ô liu, nước và mì spaghetti.

c) Đun nhỏ lửa và nấu mì với nước sốt trong 10-12 phút cho đến khi mì mềm. Nhớ thỉnh thoảng khuấy nồi để mì ở đáy không bị cháy.

d) Sau khi mì ống được nấu chín, khuấy rau mùi tây, một giọt dầu ô liu và phục vụ. Thêm parmesan cạo và thưởng thức!

**54.** **Pasta cá hồi và rau tốt cho súc khỏe**

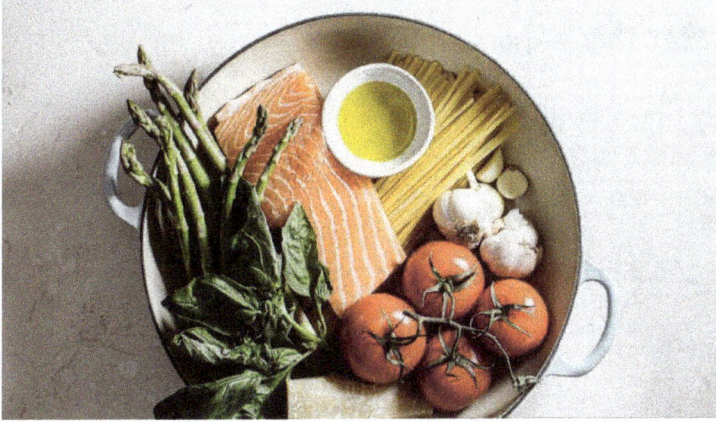

## THÀNH PHẦN

- ½ lb. cá hồi, cắt thành khối lớn

- 1 chén măng tây, xắt nhỏ

- 2 tép tỏi, băm nhỏ

- 24 oz. nước sốt marinara đóng lọ

- 1 ly nước

- ½ lb. mì ống linguine, chưa nấu chín

- 1 chén cà chua thái hạt lựu

- Húng quế sạch

- Parmesan cheese

## HƯỚNG:

a) Trong một cái nồi lớn trên lửa vừa cao, rưới một ít dầu ô liu và để nóng. Thêm miếng cá hồi và nấu nhẹ nhàng trong 2 phút. Thêm măng tây và một ít muối và hạt tiêu. Nấu thêm 3-4 phút nữa cho đến khi cá hồi chín. Lấy ra khỏi nồi và đặt sang một bên.

b) Trong cùng một nồi, sử dụng dầu còn lại từ cá hồi, thêm tỏi và xào trong một phút cho đến khi có mùi thơm. Sau đó thêm marinara và mì ống linguine.

c) Vặn lửa xuống mức trung bình và nấu trong 12-14 phút cho đến khi mì chín. Thêm cá hồi và măng tây trở lại cùng với cà chua thái hạt lựu, húng quế và phô mai parmesan.

## 55.  <u>bí ngô farro pilaf</u>

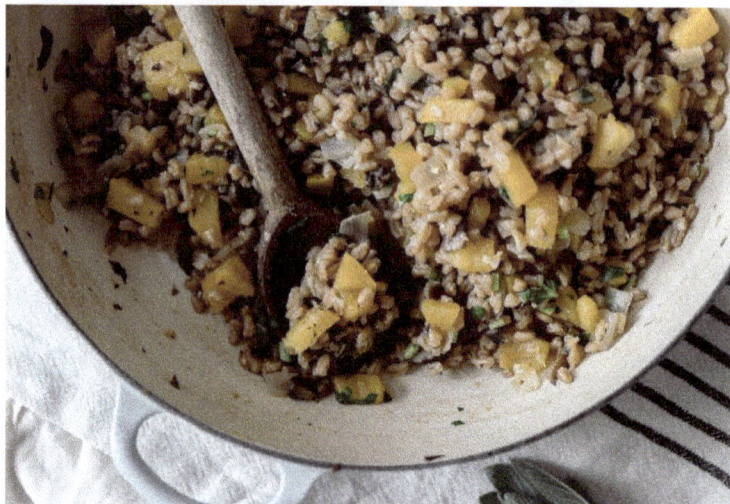

## THÀNH PHẦN

- 1 chén farro nấu ăn nhanh

- 1 chén bí ngô đường, cắt thành khối 1/2 inch

- 1 chén nấm portobello, băm nhỏ

- 1 củ hành vừa

- 2 chén nước luộc gà

- 3 tép tỏi băm

- 1 muỗng canh dầu ô liu

- 1/2 muỗng cà phê bột nghệ

- 1/4 muỗng cà phê ớt bột hun khói

- Parmesan cheese

- Muối và hạt tiêu cho vừa ăn

## HƯỚNG:

a) Trong một cái chảo lớn, thêm dầu ô liu và hành tây. Xào trong 5-7 phút ở nhiệt độ trung bình thấp cho đến khi hơi chuyển sang màu nâu và caramen

b) Và bí ngô, nấm, ớt bột hun khói và tỏi. Tiếp tục xào trong 5 phút cho đến khi nấm mềm.

c)  Thêm farro, cây xô thơm và 2 chén nước dùng gà (nước dùng rau nếu ăn chay). Đun nhỏ lửa ở nhiệt độ trung bình thấp trong 15 phút cho đến khi chất lỏng ngấm qua farro. Tắt và đậy bằng nắp. Để nó hấp thêm 10 phút nữa.

d)  Nêm muối và hạt tiêu cho vừa ăn. Dùng nĩa đánh bông lên, phủ phô mai parmesan và thêm cây xô thơm lên trên.

# 56.     Salad ngô Elote

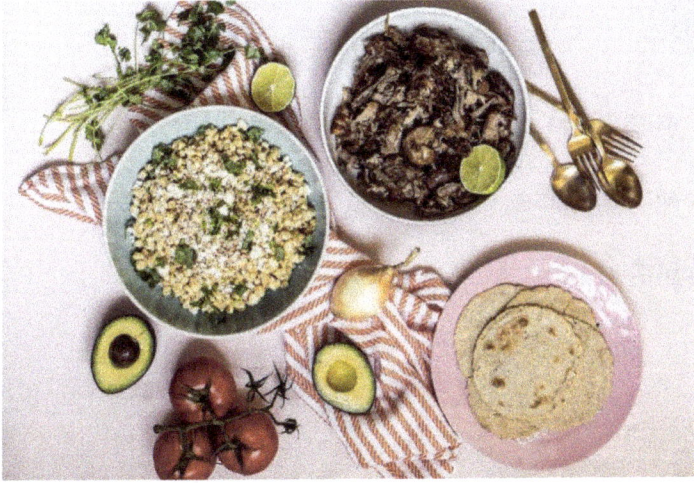

## THÀNH PHẦN

- 5 chén ngô (đông lạnh, rã đông)

- 1 muỗng canh kem chua

- 1 muỗng canh Mayonnaise

- 1/2 muỗng cà phê thì là

- 1 muỗng cà phê ớt bột

- 1 1/2 muỗng cà phê tajin

- 1/4 cốc queso bích họa

- 2 muỗng canh rau mùi

- nước ép từ nửa quả chanh

- Muối và hạt tiêu cho vừa ăn

## HƯỚNG:

a) Trong một cái bát, kết hợp kem chua, mayo, thì là, bột ớt, tajin, nước cốt chanh và trộn đều.

b) Thêm ngô và trộn. Hương vị để đảm bảo hương vị theo ý thích của bạn.

c) Nhẹ nhàng khuấy queso fresco và rau mùi. Thêm một chút queso bích họa và rau mùi lên trên, một chút tajin và phục vụ!

# 57. <u>Ramen bò mè</u>

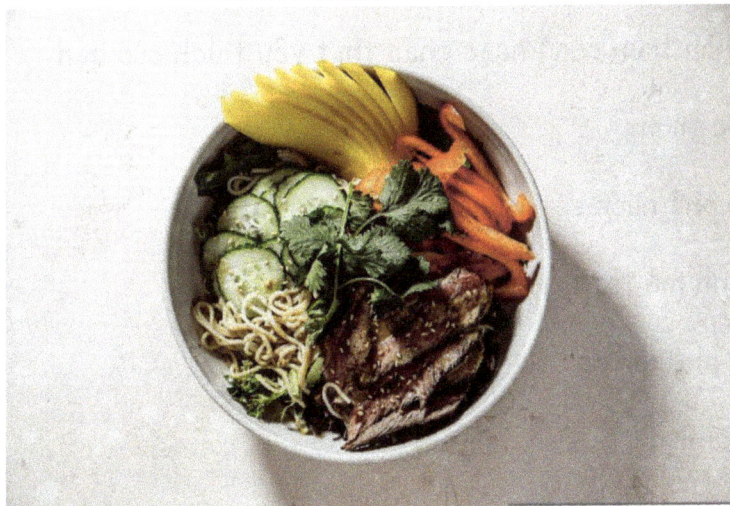

## THÀNH PHẦN

- 1 lb thịt thăn trên cùng hoặc phần thịt yêu thích của bạn

- ¼ chén nước tương

- 1 muỗng cà phê nước sốt Worrouershire

- 1 muỗng canh mù tạt dijon

- 1 muỗng cà phê đường

- 4 tép tỏi băm

- Tiêu


## HƯỚNG:

a) Trong một hộp cạn, kết hợp tất cả các nguyên liệu và thêm thịt bò vào nước xốt.

b) Ướp qua đêm trong tủ lạnh. Khi sẵn sàng nấu, nướng mỗi mặt trong 4-5 phút ở nhiệt độ vừa phải. Để yên trong 10 phút rồi cắt lát.

c) Để làm nước xốt: Đây là loại xốt đậu nành mè mà bạn có thể nhận ra từ nhà hàng Nhật Bản yêu thích của mình.

d) Thêm rau xanh hỗn hợp và sau đó thêm ramen lên trên. Ăn kèm với nước sốt mè và thêm các loại rau và lớp trên bề mặt yêu thích của bạn.

## 58. <u>Poke mì soba salad</u>

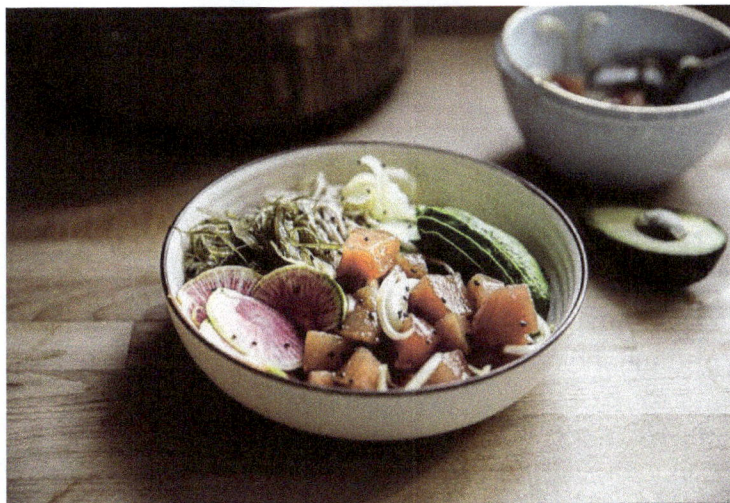

## THÀNH PHẦN

- 1 lb cá ngừ tươi - vây vàng hoặc ahi

- 1 muỗng canh nước tương

- 1 muỗng canh dầu mè

- 1 muỗng canh nước cam

- 1 muỗng cà phê muối alaea Hawaii

- 1/4 chén hành tây ngọt mỏng

- dấu gạch ngang hoặc togarashi


## HƯỚNG:

a) Khi sử dụng cá để chọc, luôn đảm bảo rằng đó là loại tươi nhất mà bạn có thể mua được.

b) Trong một cái bát, kết hợp nước sốt cùng với hành tây. Sau đó thêm cá ngừ và đảm bảo rằng nó được phủ đều trong nước sốt. Cho vào ngăn mát tủ lạnh chờ thưởng thức.

c) Bây giờ để làm nước xốt soba, đó là nước xốt ponzu nhẹ là nước sốt đậu nành có vị cam quýt. Nó có một chút hứng thú trong khi vẫn để hương vị của món chọc tỏa sáng!

# 59.    Sốt Soba Ponzu

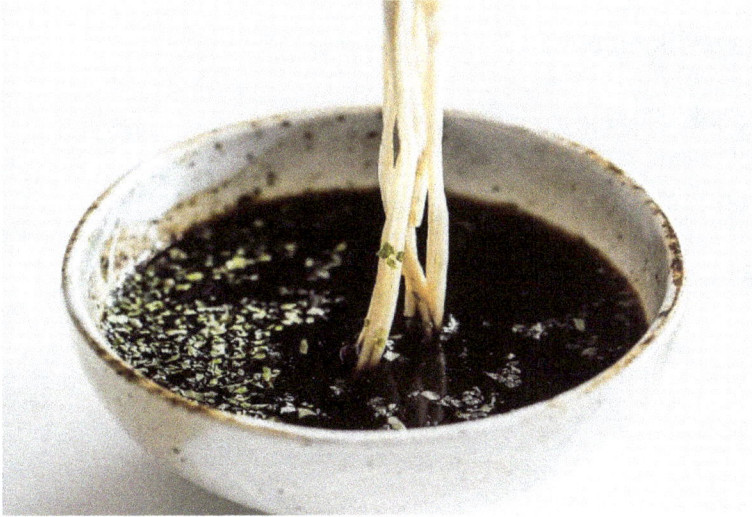

## THÀNH PHẦN

- $\frac{1}{4}$ chén nước tương ponzu

- 1 muỗng canh dầu mè

- 1 muỗng canh mirin

- 1 thìa mật ong

- nước

## HƯỚNG:

a) Kết hợp mọi thứ.

**60.** <u>Salad rong biển GOLO</u>

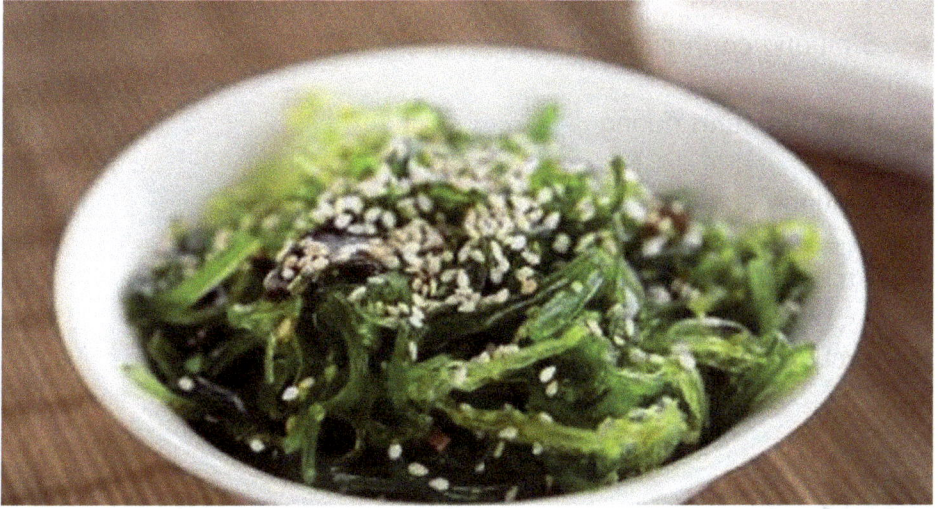

## THÀNH PHẦN

- 3 muỗng canh giấm

- 1 muỗng canh đường

- 1 muỗng canh dầu mè

- 1 muỗng cà phê tỏi băm

- 1 muỗng cà phê nước tương

## HƯỚNG:

a)  Trong một cái bát, kết hợp tất cả các thành phần và trộn trong 2 chén salad rong biển cắt nhỏ, cắt thành từng miếng nhỏ hơn.

b)  Trộn đều và để ướp trong 1 giờ và làm lạnh trong tủ lạnh. Vui thích!

# 61. Salad ngô Elote

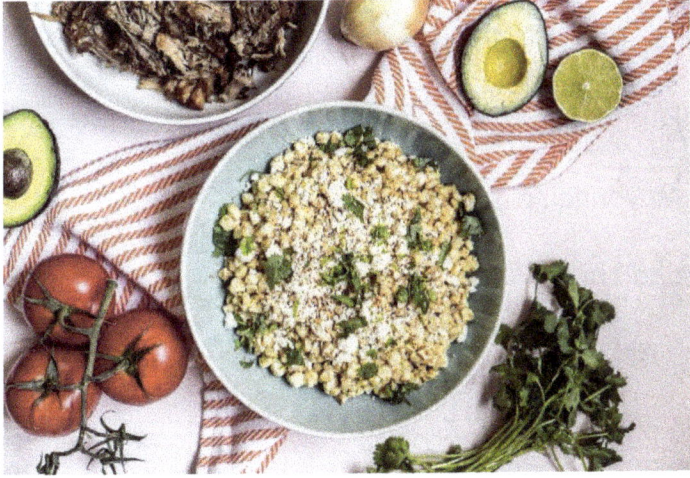

## THÀNH PHẦN

- 5 chén ngô (đông lạnh, rã đông)

- 1 muỗng canh kem chua

- 1 muỗng canh Mayonnaise

- 1/2 muỗng cà phê thì là

- 1 muỗng cà phê ớt bột

- 1 1/2 muỗng cà phê tajin

- 1/4 cốc queso bích họa

- 2 muỗng canh rau mùi

- nước ép từ nửa quả chanh

- Muối và hạt tiêu cho vừa ăn

## HƯỚNG:

a) Trong một cái bát, kết hợp kem chua, mayo, thì là, bột ớt, tajin, nước cốt chanh và trộn đều.

b) Thêm ngô và trộn. Hương vị để đảm bảo hương vị theo ý thích của bạn.

c) Nhẹ nhàng khuấy queso fresco và rau mùi. Thêm một chút queso bích họa và rau mùi lên trên, một chút tajin và phục vụ!

## 62.　Salad mỳ soba tôm

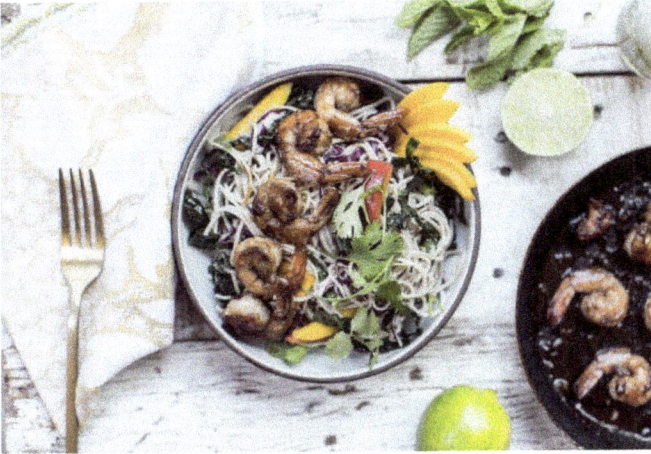

## THÀNH PHẦN

### Ướp TÔM:

- 2 muỗng canh nước tương
- 1 muỗng canh mật ong
- 1 muỗng canh dầu ô liu
- 1 thìa nước cốt chanh
- 2 muỗng cà phê gừng băm
- 3 tép tỏi băm
- 1 lb. Tôm (bỏ đầu, bóc vỏ)

### thành phần xà lách:

- 1 quả xoài sâm panh, gọt vỏ và thái lát
- 1 ớt chuông đỏ, thái lát mỏng
- 3 lá Dino Kale, xắt nhỏ
- 1 chén bắp cải tím xắt nhỏ
- 2 nhánh Hành lá, xắt nhỏ
- 1/2 chén rau mùi xắt nhỏ

### RỬA XÀ LÁCH:

- 1/4 cốc nước cốt chanh

- 2 muỗng canh nước tương

- 1 muỗng canh mật ong

- 2 muỗng cà phê gừng băm

- 1/4 muỗng cà phê dầu mè

- 2 muỗng canh dầu ô liu

- Muối và hạt tiêu cho vừa ăn

## HƯỚNG:

a) Luộc 2 bó mì soba. Nấu 4 phút rồi để ráo nước và để nguội.

b) Nấu tôm trong chảo gang với dầu ô liu trong 3 phút, lật và nấu xong trong 1 phút.

c) Trong một bát khác, thêm các Thành phần sốt với nhau và trộn đều.

d) Trộn các loại rau đã sơ chế cùng với mì soba đã nguội, để dành xoài sau để chúng không bị thâm. Thêm băng, đảm bảo mọi thứ được phủ.

e) Cho ra đĩa và trang trí thêm xoài thái lát.

# 63.     Phở gà cà ri dừa

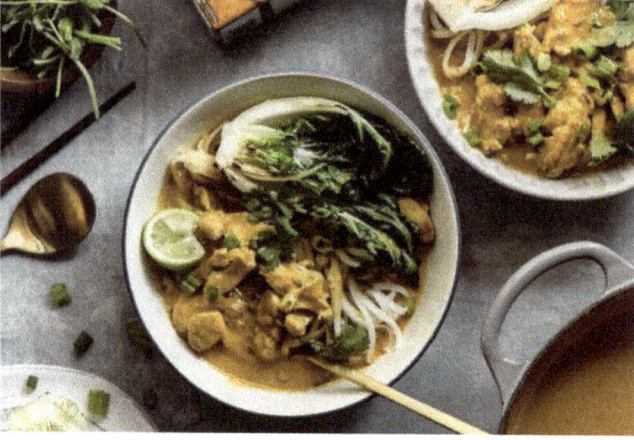

## THÀNH PHẦN

- 1 muỗng canh bột cà ri vàng hoặc đỏ

- 1 muỗng canh nước mắm

- 1 muỗng cà phê đường hoặc xi-rô cây thích

- 2 tép tỏi, băm nhỏ

- 1 muỗng canh hẹ, băm nhỏ

- 3 cốc nước dùng kem gừng và nghệ

- 1 cốc nước cốt dừa không đường

- 2 cải ngọt non, cắt làm đôi theo chiều dọc

- 2 đùi gà, chặt miếng nhỏ

- 1/2 gói bún

- 1 quả chanh, cắt thành nêm

- rau mùi để trang trí

## HƯỚNG:

a) Bắt đầu bằng cách ngâm mì gạo trong nước ấm trong 10 phút.

b) Trong một cái nồi lớn, đun nóng ở nhiệt độ trung bình cao với một ít dầu. Thêm tỏi, hẹ và xào trong một phút cho đến khi có mùi thơm. Thêm bột cà ri và nấu thêm một phút nữa để

159

nướng các loại gia vị . Đổ nước dùng làm từ thực vật có kem gừng và nghệ của Pacific Foods, và nước cốt dừa. Để nó sôi và hạ nhỏ lửa.

c) Trong một chảo khác, để lửa vừa và thêm một ít dầu. Nhanh chóng xào bok choy cho đến khi nó hơi cháy và chuyển sang đĩa. Trong cùng một chảo, thêm thịt gà (hoặc đậu phụ), nêm muối và hạt tiêu và xào cho đến khi chín hoàn toàn. Thêm phần này vào nồi súp và để lửa nhỏ đun thêm 10-15 phút nữa.

d) Khi đã sẵn sàng phục vụ, vớt bún đang ngâm ra và luộc riêng trong một nồi nước sôi khác theo hướng dẫn trên bao bì. Cho mì đã nấu chín vào tô lớn, rưới một ít nước súp lên trên mặt mì, thêm cải thìa, vắt chanh và trang trí hành ngò lên trên. Vui thích!

# 64.    <u>Súp bánh bao Miso</u>

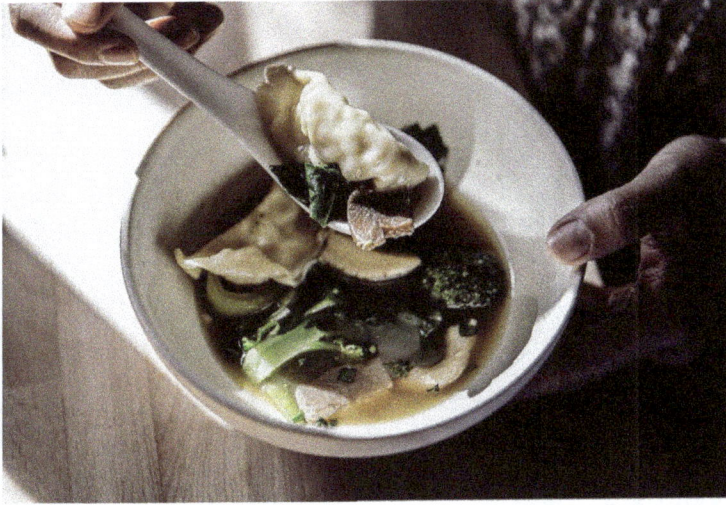

## THÀNH PHẦN

- 4 chén canh miso gừng

- 8-10 miếng gốm, đông lạnh

- 1/2 chén bông cải xanh

- 1 cọng bông cải non

- 1 chén nấm đông lạnh

- 1 muỗng cà phê nước tương

- 1/2 muỗng cà phê dầu mè

## HƯỚNG:

a) Trong một cái chảo hoặc nồi, thêm nước dùng gừng miso (hoặc nước dùng yêu thích của bạn) và đun sôi ở nhiệt độ trung bình cao. Thêm cần tây, bông cải xanh và nấm và đun sôi trong 2 phút. Thêm bok choy, nước tương, dầu mè và tắt lửa.

b) Để bok choy héo trong một hoặc hai phút và cho ra bát.

**65.**     <u>Súp ramen dừa kiểu Thái</u>

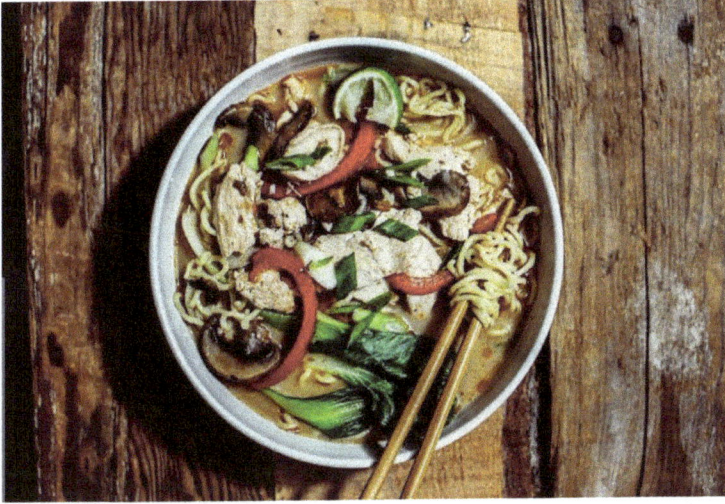

## THÀNH PHẦN

- 2 muỗng canh dầu ô liu

- 1 chén nấm thái lát

- ½ chén ớt chuông đỏ thái lát

- 3 tép tỏi

- 1 muỗng canh bột cà ri đỏ Thái

- 1 ức gà, thái lát

- 4 chén nước dùng gà

- 1 cốc nước cốt dừa

- 1 muỗng canh nước mắm

- 1 muỗng canh đường nâu

- 1 nhánh sả

- 2 lá chanh Kaffir

- Bok Choy / rau bina / rau xanh

- Nước ép chanh

- Ngò

- Hành lá

**HƯỚNG:**

a) Trong một cái nồi, thêm dầu ô liu và để cho nó nóng lên. Thêm thịt gà thái lát và nêm muối và hạt tiêu. xào trong 5 phút cho đến khi chín. Loại bỏ nhiệt. Thêm một giọt dầu ô liu nữa và thêm sả đập dập vào. Thêm nấm, ớt chuông, tỏi và xào trong 3 phút. Thêm bột cà ri đỏ và trộn đều. Thêm nước cốt dừa, nước dùng gà, nước mắm, đường nâu và lá chanh kaffir. Bạn có thể tìm thấy lá khô trong khu vực đặc sản châu Á nếu không tìm thấy lá tươi (thường có ở cửa hàng tạp hóa châu Á).

b) Để nước dùng sôi trong 20 phút rồi cho thịt gà trở lại. Ngay trước khi ăn, cho mì vào và đun sôi nước dùng rồi cho vắt chanh và cải ngọt vào rồi tắt bếp. Bạn muốn cải ngọt vẫn giữ được độ giòn nếu không nó sẽ rất nhiều nước. Múc bún ra tô và thưởng thức.

c) Thêm rau mùi và hành lá và một vắt chanh khác nếu bạn thích ăn chua.

## 66.   Cà ri gà Việt Nam

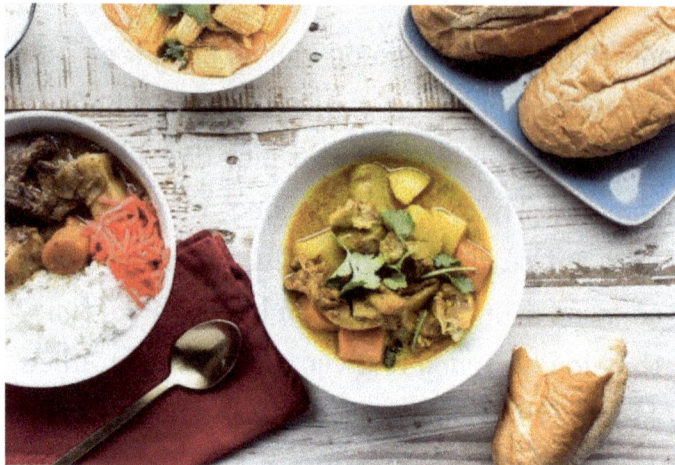

## THÀNH PHẦN:

- 1 lb đùi gà

- 1 lb đùi gà

- 1 muỗng cà ri madras

- 1 muỗng cà phê bột hành

- 1 muỗng cà phê bột tỏi

- 1 muỗng cà phê muối kosher

- ớt tươi nứt

- 1 củ hành tây, xắt nhỏ

- 3-4 tép tỏi, băm nhỏ

- 2 cọng sả cắt khúc 2 inch.

- 1 muỗng canh gừng, băm nhỏ

- 2 Muỗng canh nước mắm

- 1 muỗng canh đường

- 3 muỗng cà ri madras

- 1 chén nước luộc gà

- 1 lon nước cốt dừa

- 3 củ cà rốt, cắt thành khối 1 inch

- 4-5 khoai tây vàng Yukon, cắt thành khối 1 inch

## HƯỚNG:

a) Để ướp gà: Cho gà vào tô và ướp với 1 muỗng cà ri madras, bột hành, bột tỏi và muối kosher. Để ướp ít nhất 15 phút trong khi chuẩn bị các nguyên liệu còn lại.

b) Trên Instant Pot, nhấn nút xào và điều chỉnh thành cài đặt "thêm". Hãy để nó nóng lên.

c) Thêm dầu ô liu và thêm hành tây thái lát và nấu trong vài phút để hành tây có màu nâu. Thêm gừng, tỏi. Trộn đều với thịt. Thêm phần còn lại của các thành phần và chỉ một nửa nước cốt dừa. Đậy nắp và nhấn nút hầm thịt/hầm và hẹn giờ trong 20 phút.

d) Sau khi nồi liền đã hoàn thành, hãy thông hơi hoặc để nó giảm áp suất tự nhiên, sau đó mở nắp và đổ phần nước cốt dừa còn lại vào. Nêm muối cho vừa ăn. Ăn kèm với bánh mì Pháp. Vui thích!

# 67.    Cà ri bò Nhật Bản

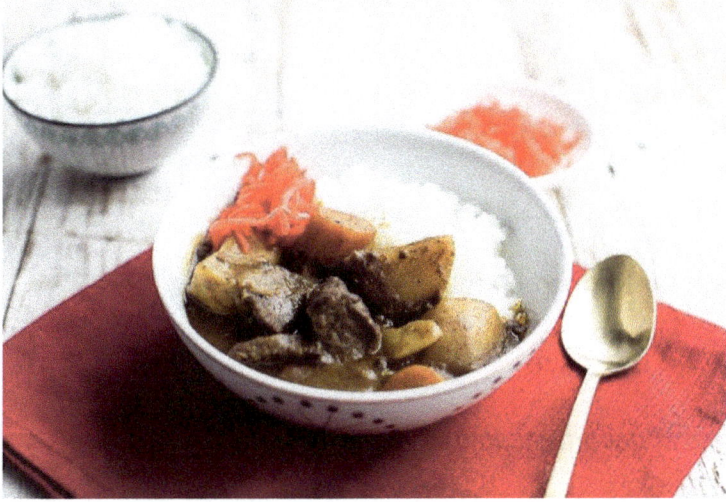

## THÀNH PHẦN:

- ⅓ chén bột mì

- 4 muỗng canh bơ không ướp muối

- 2 muỗng cà phê bột cà ri

- 1/2 muỗng canh garam masala

- 1 muỗng canh nước tương

- 1 muỗng canh sốt cà chua

- 1 muỗng canh sốt Worrouershire

- 1 muỗng canh mật ong

- 1 muỗng cà phê muối kosher

- 1 lb thịt bò hầm

- 2 củ cà rốt

- 3 củ khoai tây Yukon vàng vừa

- 1 củ hành vừa

- 2 tép tỏi, băm nhỏ

- 1 muỗng cà phê gừng, băm nhỏ

- 2 chén nước luộc gà

## HƯỚNG:

a) Nhấn nút xào và để nóng.

b) Để làm roux trước: đun chảy bơ rồi cho bột mì vào. Nướng bánh mì trong một phút, sau đó thêm bột cà ri và garam masala. Trộn cho đến khi nó trở thành một hỗn hợp đặc sệt. Loại bỏ nhiệt.

c) Thêm dầu ô liu và nâu thịt bò. Thêm hành tây thái lát và nấu trong vài phút để hành tây có màu nâu. Thêm gừng, tỏi, mật ong, nước tương, sốt cà chua, sốt Worcestershire, muối kosher và nước sốt cà ri.

d) Trộn đều với thịt. Đổ cà rốt, khoai tây và nước dùng gà. Đậy nắp và nhấn nút hầm thịt/hầm và hẹn giờ trong 20 phút.

## 68.    <u>Rang Tomato Soup</u>

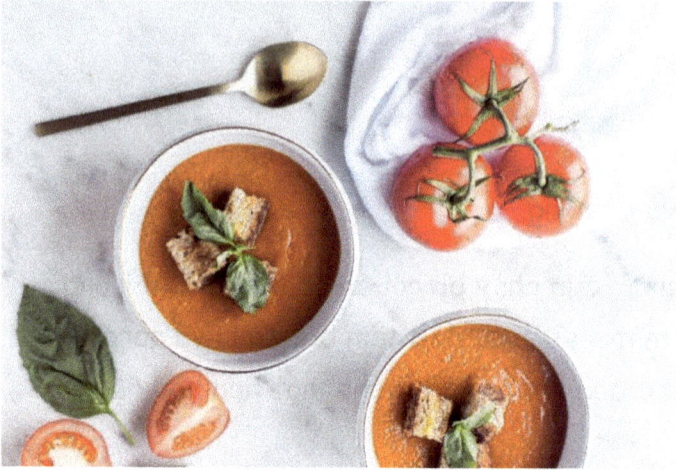

Máy chủ 4

## THÀNH PHẦN

- 1 ½ cân Anh. cà chua tươi

- 1 củ hành tây, thái hạt lựu

- 1 củ cà rốt, xắt nhỏ

- 1 - 2 tép tỏi, băm nhỏ

- ¼ chén húng quế xắt nhỏ

- 1 nhánh oregano tươi

- 1 nhánh húng tây tươi

- 1 lá nguyệt quế

- 1 lon Cà chua San Marzano (28 oz.)

- 1 ½ chén nước luộc rau

## HƯỚNG:

a) Trong một cái nồi, nấu hành tây ở nhiệt độ trung bình cao trong 2 - 3 phút cho đến khi chuyển sang màu trong.

b) Thêm cà rốt và tỏi và xào trong 2-3 phút.

c) Thêm cà chua đóng hộp.

d)  Thêm các loại thảo mộc và đổ nước dùng.

e)  Đun nhỏ lửa ở nhiệt độ trung bình thấp trong 40 phút. Khi đã sẵn sàng, loại bỏ các thân cây thảo mộc (lá nguyệt quế, húng tây và oregano).

f)  Xay bằng máy xay ngâm và thêm muối cho vừa ăn.

**69.** <u>phở bò</u>

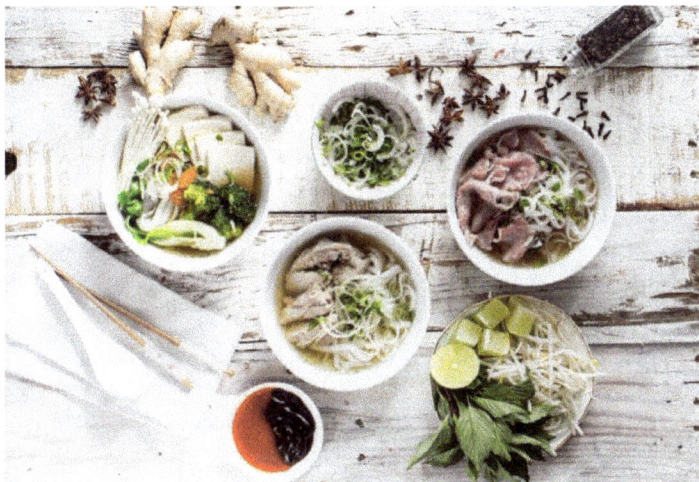

## THÀNH PHẦN

- 3 chén nước hầm xương bò

- 3 cốc nước

- 1 củ hành tây cháy (thái làm đôi)

- 1 củ gừng cháy (khoảng 4 inch)

- 1 quả thảo quả đen

- hoa hồi 2 cánh

- 4 cây đinh hương

- 1 miếng đường phèn (khoảng 2 inch)

- 1 thanh quế (khoảng 4-5 inch)

- 1 muỗng cà phê muối kosher

- 1 Muỗng canh nước mắm

## CÁCH LẮP BÚN PHỞ:

- Phở

- giá đỗ

- Húng quế

- chanh nêm

- Sriracha

- Tương Hồi

- Ớt jalapeno

- Hỗn hợp Ngò / Hành tây / Hành lá (các phần bằng nhau và thái mỏng)

HƯỚNG:

a) Trên khay nướng, đặt hành tây và gừng lên, mặt da hướng lên trên. Nướng trong 10-15 phút cho đến khi lớp bên ngoài cháy hoàn toàn.

b) Trong một cái nồi vừa trên lửa vừa cao, nướng thảo quả đen, hoa hồi, đinh hương và thanh quế cho đến khi có mùi thơm (khoảng 2 phút). Loại bỏ các loại gia vị nhỏ và đặt vào lưới lọc trà, đặt lại vào nồi.

c) Cho hành và gừng vào nồi cùng với các gia vị , sau đó đổ nước dùng, nước, đường phèn, muối và nước mắm vào.

d) Đun sôi trong 10 phút và vớt ra rây lọc trà cùng với gia vị và vỏ quế. Tiếp tục ninh thêm 20 phút nữa để nước dùng đậm đà hương vị .

e) Cho bánh phở vào tô, bày bò sống lát lên trên, trang trí với hỗn hợp ngò/hành tây/hành lá. Múc lượng nước dùng mong muốn.

f) Rắc giá đỗ, húng quế Thái, chanh, tương ớt, tương hoisin lên trên tùy thích.

**70.** <u>phở gà</u>

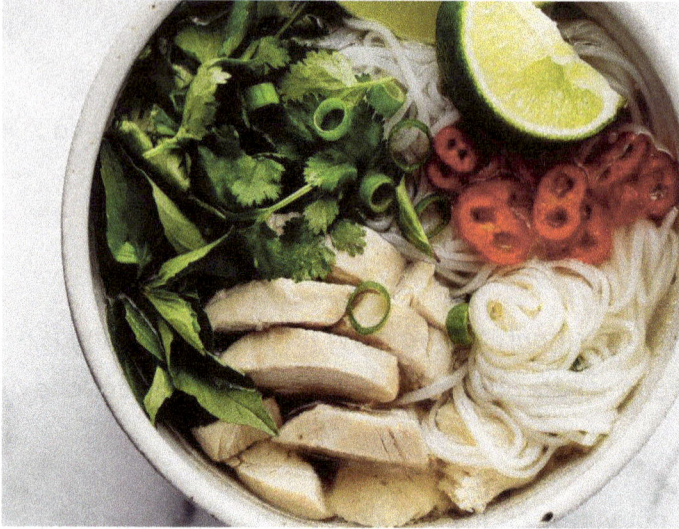

## THÀNH PHẦN

- 3 chén nước hầm xương gà

- 3 chén nước

- 2-3 đùi gà sống

- 1 củ hành tây cháy (thái làm đôi)

- 1 củ gừng cháy (khoảng 4 inch)

- 1 vỏ quế (khoảng 2-3 inch)

- 1 củ cam thảo thái lát

- 1 khúc đường phèn (khoảng 2 inch)

- 1 muỗng cà phê muối kosher

- 1 Muỗng canh nước mắm

## HƯỚNG:

a) Trên khay nướng, đặt hành tây và gừng lên, mặt da hướng lên trên. Nướng trong 10-15 phút cho đến khi lớp bên ngoài cháy hoàn toàn.

b) Trong một cái nồi vừa trên lửa vừa cao, nướng rễ cam thảo và thanh quế cho đến khi có mùi thơm (khoảng 2 phút).

c) Cho hành tím, gừng vào nồi cùng với các gia vị , đùi gà sống rồi cho nước dùng, nước lọc, đường phèn, muối, mắm vào.

179

d) Đun sôi trong 10 phút và loại bỏ rễ cam thảo và vỏ quế. Tiếp tục ninh thêm 20 phút nữa để nước dùng đậm đà hương vị .

e) Loại bỏ thị t gà và cắt thành dải mỏng.

## 71.    <u>phở chay</u>

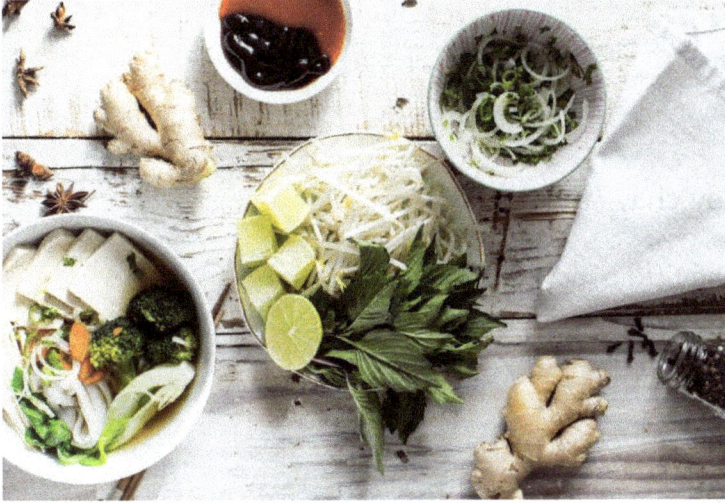

## THÀNH PHẦN

- 4 chén nước luộc rau

- 2 chén nước

- 1 củ hành tây cháy (thái làm đôi)

- 1 củ gừng cháy (khoảng 4 inch)

- 1 quả thảo quả đen

- hoa hồi 2 cánh

- 4 cây đinh hương

- 1 miếng đường phèn (khoảng 2 inch)

- 1 thanh quế (khoảng 4-5 inch)

- 1-2 muỗng cà phê muối kosher (tùy khẩu vị )

## TRÊN:

- Đậu hũ

- nấm kim châm

- 1/4 chén cà rốt, thái lát

- 1/4 chén bông cải xanh

- Bok choy

# HƯỚNG:

a)  Trên khay nướng, đặt hành tây và gừng lên, mặt da hướng lên trên. Nướng trong 10-15 phút cho đến khi lớp bên ngoài cháy hoàn toàn.

b)  Trong một cái nồi vừa trên lửa vừa cao, nướng thảo quả đen, hoa hồi, đinh hương và thanh quế cho đến khi có mùi thơm (khoảng 2 phút). Loại bỏ các loại gia vị nhỏ và đặt vào lưới lọc trà, đặt lại vào nồi.

c)  Thêm hành tây và gừng vào nồi cùng với các loại gia vị , sau đó đổ nước dùng, nước, đường phèn và muối vào.

d)  Đun sôi trong 10 phút và loại bỏ rễ cam thảo và vỏ quế. Tiếp tục ninh thêm 20 phút nữa để nước dùng đậm đà hương vị .

e)  5 phút trước khi ăn, thêm cà rốt, bông cải xanh, cải ngọt và chần trong 2 phút.

f)  Cho mì vào tô cùng với đậu phụ thái lát và nấm kim châm. Múc rau và nước dùng. Rắc hỗn hợp giá đỗ, chanh, ngò/hành tây/hành lá lên trên và thưởng thức!

## 72.    Kỳ nghỉ siêu nhiên liệu

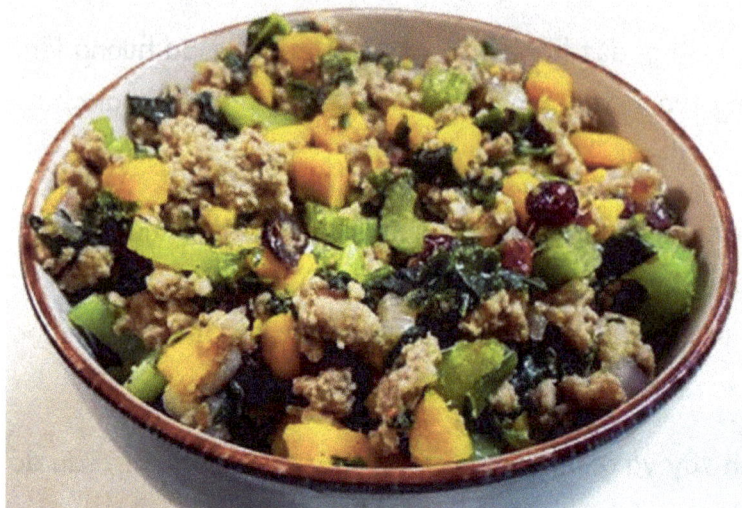

Làm cho: 6 phần ăn

## THÀNH PHẦN

- 2 lbs gà tây xay

- 2 muỗng canh dầu ô liu

- 1 lb khoai lang, thái hạt lựu

- 4 nhánh cần tây, xắt nhỏ

- 1/2 củ hành tím, xắt nhỏ

- 1 tép tỏi, bào hoặc băm nhỏ

- 2 lbs rau chân vị t tươi

- 1/2 chén nam việt quất khô

- 1 muỗng canh cây xô thơm khô, để nếm thử

- 1/2 muỗng canh hương thảo khô, hương vị

- Muối biển và hạt tiêu, để hương vị

## HƯỚNG:

a) Đun nóng dầu trong chảo trên lửa vừa. Thêm gà tây xay và nấu cho đến khi chín vàng. Nêm muối biển và hạt tiêu.

b) Trong khi thị t có màu nâu, thêm khoai tây thái hạt lựu vào nước sôi và nấu cho đến khi chín mềm. Lấy ra khỏi bếp, để ráo nước và rửa sạch bằng nước lạnh để dừng quá trình nấu. Đặt sang một bên trong một cái chao để cho nước thừa chảy ra.

c) Sau khi thịt chín, thêm cần tây, hành tím và tỏi. Nấu cho đến khi mềm.

d) Thêm rau bina. Đậy nắp và nấu cho đến khi héo. Tùy thuộc vào kích thước chảo, bạn có thể phải thêm rau bina theo đợt.

e) Loại bỏ nhiệt. Thêm khoai lang và quả nam việt quất vào chảo và khuấy nhẹ để kết hợp.

f) Thêm cây xô thơm và hương thảo để hương vị.

## 73.    GOLO Salad BLT thân thiện với chế độ ăn kiêng

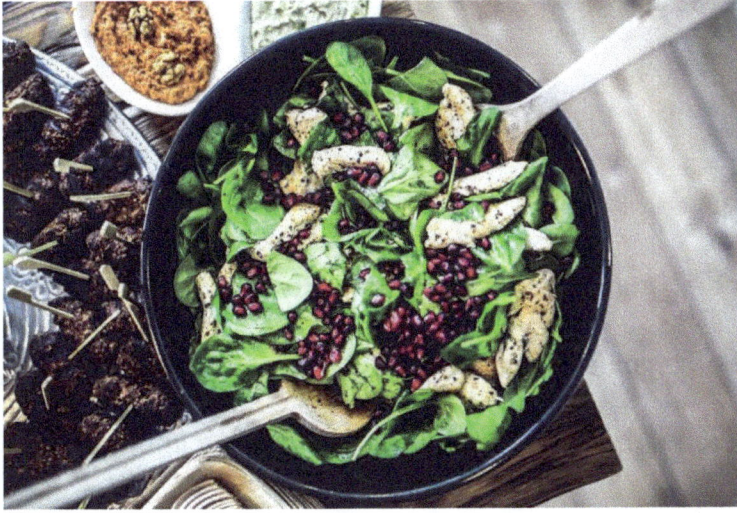

Thời gian chuẩn bị : 10 phút

Khẩu phần: 1-2

## THÀNH PHẦN:

- 1 chén rau diếp romaine rửa sạch, xắt nhỏ

- 1 chén rau bina rửa sạch, xắt nhỏ

- 2 dải thịt xông khói Thổ Nhĩ Kỳ hoặc thịt xông khói không đường

- 1/3 chén cà chua bi tươi, giảm một nửa

- 1/4 chén hành tây xắt nhỏ, rửa sạch để có hương vị nhẹ

- Primal Kitchen Ranch hoặc Vegan Ranch Dressing khi mua phùn

## HƯỚNG::

a) Rửa, cắt nhỏ, lọc hoặc quay Nguyên liệu của bạn nếu cần.

b) Chiên thịt xông khói hoặc xúc xích thuần chay thái lát. Lưu ý rằng xúc xích có thể cần một thìa dầu ăn, nhưng thịt xông khói sẽ không cần thêm dầu cho bước này. Sau đó, chặt thành miếng vừa ăn!

c)  Thêm tất cả các thành phần vào một bát salad cá nhân lớn, và
    mưa phùn để hoàn thiện! Thưởng thức món salad đầy đặn này
    cho bữa trưa hoặc bữa tối.

**74.** <u>Sốt salad GOLO</u>

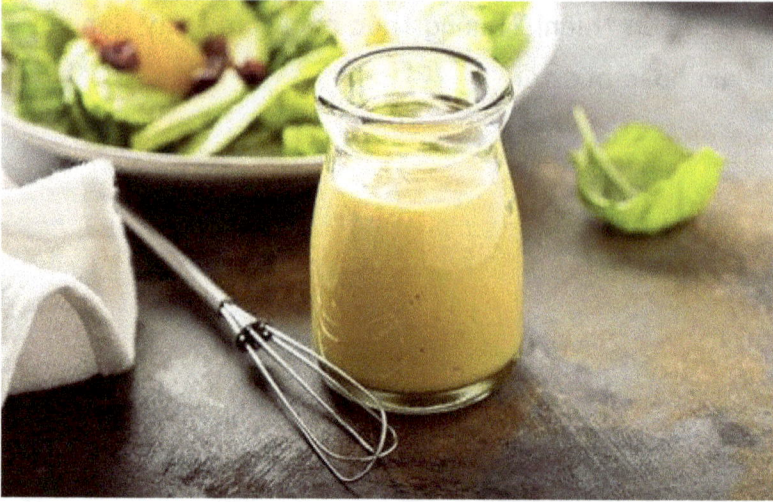

Làm cho: 8 phần ăn

## THÀNH PHẦN

- 1 ly nước

- 1/4 chén giấm táo

- 1 muỗng canh muối tỏi, để nếm

- 1/4 chén dầu ô liu

## HƯỚNG:

a) Kết hợp nước và giấm.

b) Thêm muối tỏi cho vừa ăn.

c) Thêm dầu ô liu. Trộn đều.

## 75.    Thanh trượt Burger Tây Nam Thổ Nhĩ Kỳ nướng

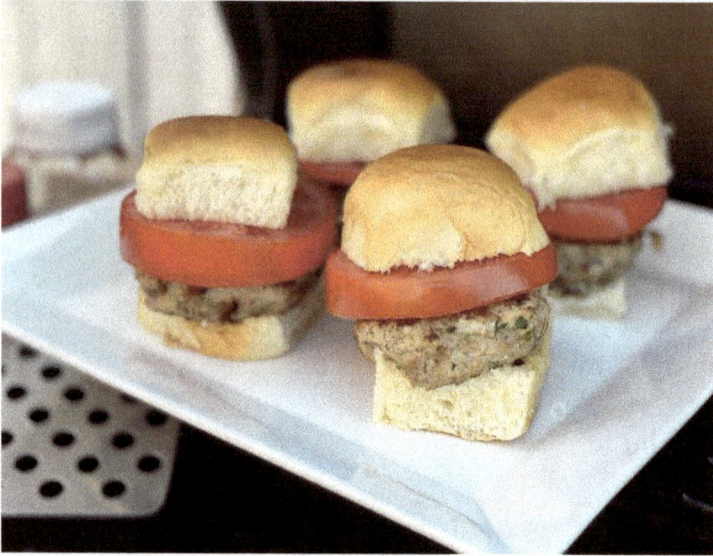

## THÀNH PHẦN

- 12 oz gà tây xay

- 1/8 chén hành tây thái hạt lựu

- 1 quả trứng, đánh nhẹ

- $\frac{1}{4}$ chén rau mùi thái nhỏ

- $\frac{1}{2}$ tép tỏi, bóc vỏ và băm nhỏ

- $\frac{1}{2}$ muỗng cà phê muối

- $\frac{1}{4}$ muỗng cà phê tiêu xay

- $\frac{1}{2}$ muỗng canh thì là

- 1 quả cà chua, thái lát

- 4 bánh cỡ thanh trượt

## HƯỚNG:

a) Trong một bát lớn, trộn gà tây xay, hành tây, trứng, ngò, tỏi, thì là, muối và hạt tiêu. Tạo thành 4 miếng chả.

b) Nấu chả trên chảo vừa trên lửa vừa hoặc nướng.

c) Phục vụ chả trên bánh có kích thước thanh trượt. Lên trên mỗi chiếc burger với cà chua thái lát.

**76.** **Tacos tôm nướng**

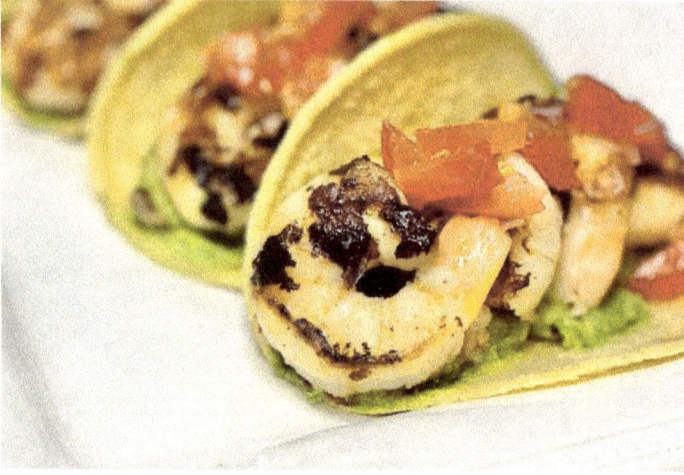

làm 4 phần ăn

## THÀNH PHẦN

- 12oz. tôm vừa đến lớn, bóc vỏ và rút chỉ

- 2 chén cà chua bi, rửa sạch

- xiên

- 4 bánh ngô, hâm nóng

- 2 chén bơ, nghiền

- Muối, để hương vị

## GIA VỊ:

- 1 cốc nước cốt dừa đóng hộp

- 4 muỗng cà phê sốt Tabasco, tùy chọn

- 1 ½ muỗng canh nước tương

- Nước ép từ ½ quả chanh

## HƯỚNG:

a) Trong một bát vừa, kết hợp cốc nước cốt dừa, nước sốt
Tabasco (tùy chọn), nước tương và nước cốt chanh. Trộn đều.
Thêm tôm và quăng vào áo khoác. Đậy nắp và để trong tủ lạnh
từ 1 đến 2 giờ (hoặc qua đêm!), thỉnh thoảng trộn.

b) Nếu sử dụng xiên gỗ, ngâm trong nước ấm trong khi ướp tôm.

c) Làm nóng lò nướng ở nhiệt độ trung bình. Lấy tôm ra khỏi nước xốt và dự trữ nước xốt để phết trong khi nướng. Xếp xen kẽ tôm và cà chua, xâu vào xiên.

d) Đặt các xiên lên vỉ nướng. Nấu trong 3-4 phút, phết nước ướp đã để sẵn rồi lật các xiên. Nấu thêm 2-3 phút, phết lại nước ướp cho đến khi tôm chín. Lấy ra khỏi vỉ nướng và đặt sang một bên.

e) Lấy tôm và cà chua ra khỏi xiên. Loại bỏ và loại bỏ đuôi. Cho tôm và cà chua vào tô, để riêng.

f) Chia đều bơ lên 4 bánh tortillas. Đặt tôm và cà chua lên trên bơ và phục vụ! Phần tôm và cà chua còn lại có thể ăn kèm.

**77.** _Chorizo Thổ Nhĩ Kỳ tự làm_

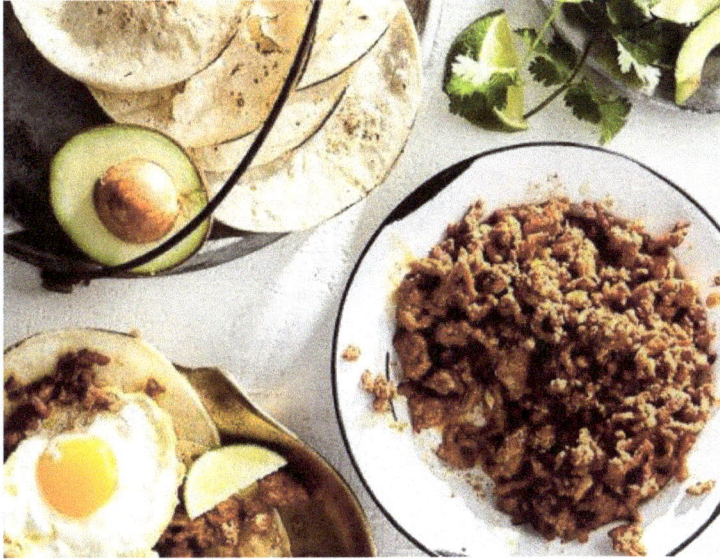

Làm cho: 6 phần ăn

## THÀNH PHẦN

- 1 muỗng canh dầu ô liu hoặc dầu bơ

- 18 oz gà tây xay

- 3 muỗng canh giấm rượu vang đỏ

- 2 muỗng cà phê ớt bột hun khói

- 2 muỗng cà phê bột ớt ancho

- 1/4 muỗng cà phê ớt cayenne

- 3 tép tỏi, băm nhỏ

- 1 muỗng cà phê muối biển

- 1/4 muỗng cà phê tiêu đen xay

- 1/4 muỗng cà phê oregano khô

- 1/4 muỗng cà phê thì là

- 1/8 thìa cà phê đinh hương xay

## HƯỚNG:

a) Đun nóng dầu trong chảo gang lớn hoặc chảo không dính trên lửa vừa. Nấu thịt, chia thành từng miếng nhỏ.

b) Nêm giấm và gia vị . Nấu cho đến khi chín vàng và không còn màu hồng ở giữa, khoảng 10 phút.

## 78.     Salad trái cây cocktail

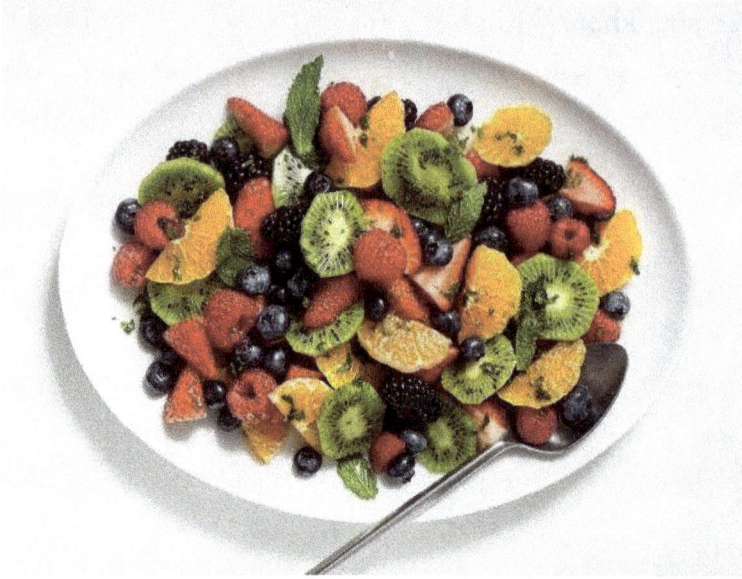

Làm 1 bát

## THÀNH PHẦN:

- 2 muỗng canh nước cốt chanh tươi

- 1 thìa mật ong nguyên chất

- 2 chén nho đỏ giảm một nửa

- 2 cốc dâu tây, quả mâm xôi và r quả mâm xôi

- 2 chén đào xắt nhỏ

- 1/4 chén bạc hà tươi, thái nhỏ

## HƯỚNG::

a) Cho nước cốt chanh và mật ong nguyên chất vào một bát và máy đánh trứng .

b) Thêm nho, quả mọng, đào và bạc hà.

c) Nhẹ nhàng quăng cho đến khi trộn đều .

## 79.   <u>Salad bắp cải đỏ bưởi</u>

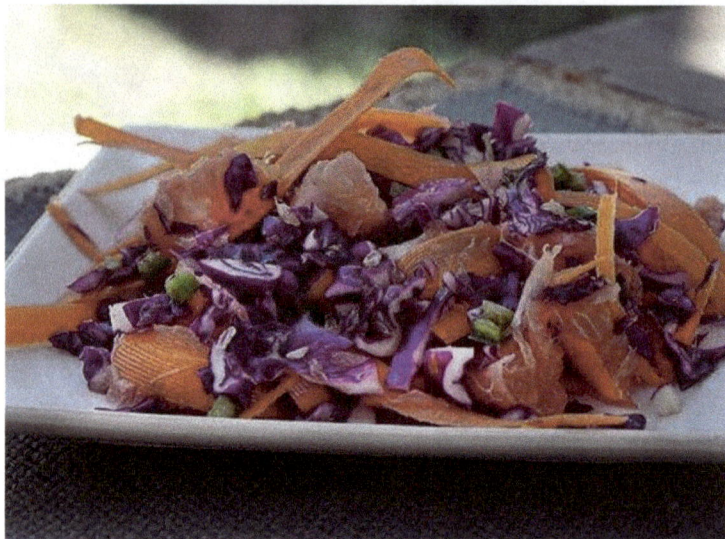

Khẩu phần: 4

## THÀNH PHẦN:

- 4 chén bắp cải đỏ thái lát mỏng

- 2 tách múi bưởi

- 3 muỗng canh quả nam việt quất

## HƯỚNG:

a) Cho các Thành phần salad vào một tô trộn lớn và trộn đều.

b) Phục vụ.

**80.** <u>Bát ăn sáng xoài dâu tây</u>

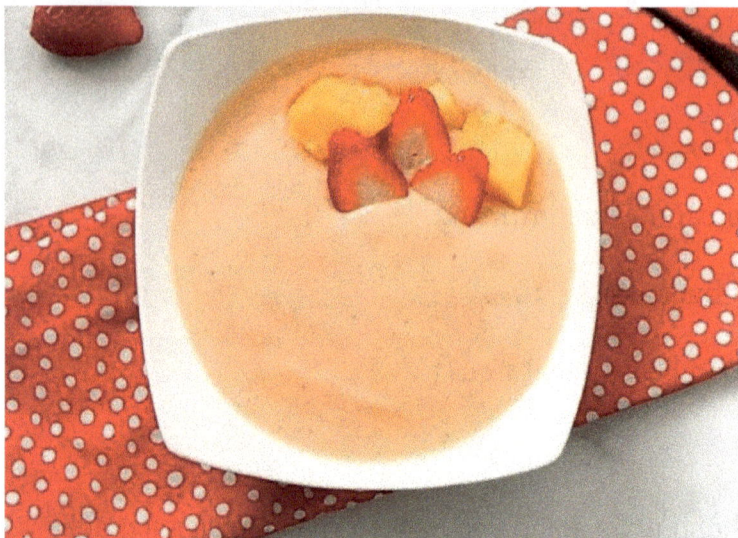

Khẩu phần : 1

## THÀNH PHẦN

- 1 1/2 chén xoài đông lạnh

- 1 1/2 chén dâu tây đông lạnh

B anana

- 2 quả chuối chín

- 1 ly nước

## HƯỚNG:

a) Trong một bộ xử lý thực phẩm, kết hợp xoài đông lạnh và dâu tây đông lạnh.

b) Xử lý nhanh để tạo các mảnh có kích thước bằng đá cuội. Đừng chế biến quá kỹ nếu không bạn sẽ có kem đẹp.

c) Chuyển vào một cái bát và đặt trong tủ đông.

d) Trộn chuối và nước để làm sữa chuối.

e) Lấy bát ra khỏi tủ đông, đổ sữa lên và thưởng thức!

## 81.    Chay Xứ Ớt

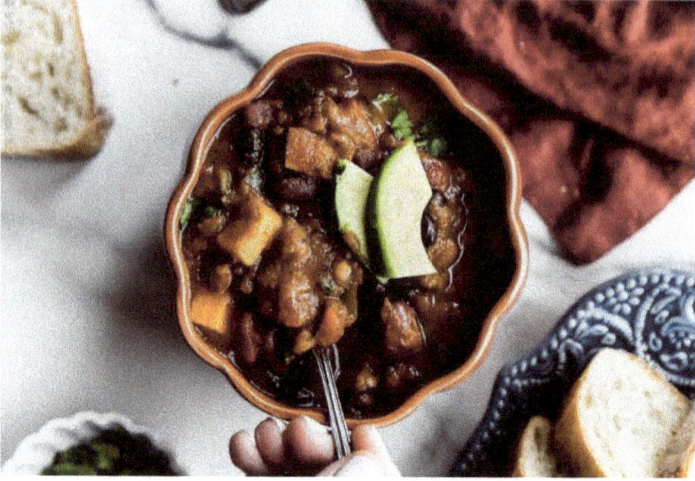

Năng suất: 8 phần ăn

## THÀNH PHẦN:

**Đối với ớt:**

- 1 muỗng canh dầu bơ hoặc dầu ô liu cho nồi nấu chậm

- 1/2 củ hành tím hữu cơ lớn, thái hạt lựu

- 2 nhánh cần tây hữu cơ, xắt nhỏ

- 1 củ cà rốt hữu cơ, xắt nhỏ

- 1 ớt chuông xanh hữu cơ, xắt nhỏ

- 1 ớt chuông đỏ hữu cơ, xắt nhỏ

- 1 củ khoai lang hữu cơ, gọt vỏ và cắt nhỏ

- 1 quả ớt jalapeno hữu cơ, bỏ hạt và thái hạt lựu

- 2 muỗng cà phê bột tỏi

- 2 muỗng cà phê oregano khô

- 1 1/2 muỗng canh ớt bột

- 1 muỗng canh thì là

- 1 1/2 muỗng cà phê muối biển

- 1 muỗng cà phê tiêu đen xay

- 2 muỗng cà phê bột ca cao thô không đường

- 8 oz . lon ớt xanh thái hạt lựu

- 15 oz. có thể nướng cà chua thái hạt lựu

- 8 oz . lon nước sốt cà chua hữu cơ

- 1 chén nước dùng chay

- 2 muỗng canh giấm táo thô

- 1/4 tách cà phê pha mạnh

- 15 oz. đậu thận, để ráo nước và rửa sạch

- 15 oz. đậu pinto, để ráo nước và rửa sạch

- 15 oz. đậu đen, để ráo nước và rửa sạch

## PHỤC VỤ:

- 2 quả bơ lớn, bóc vỏ và cắt thành khối

- 1 cốc sữa chua hạt

- 1 chén phô mai cheddar làm từ sữa hạt

- 1/4 chén rau mùi tươi xắt nhỏ

- 2 bánh tortilla không chứa gluten, nướng

## HƯỚNG::

a)  Thoa nhẹ crockpot bằng dầu bơ.

b)  thành phần ớt và khuấy đều, sau đó đậy nắp lại.

c) Nấu trong 4 giờ ở nhiệt độ cao hoặc 8 giờ ở nhiệt độ thấp hoặc cho đến khi rau củ mềm.

d) Nếm và nêm thêm muối và hạt tiêu nếu cần.

e) Dọn ra bát với toppings và nước sốt nóng yêu thích của bạn.

## 82. <u>Guacamole & đậu đen bát</u>

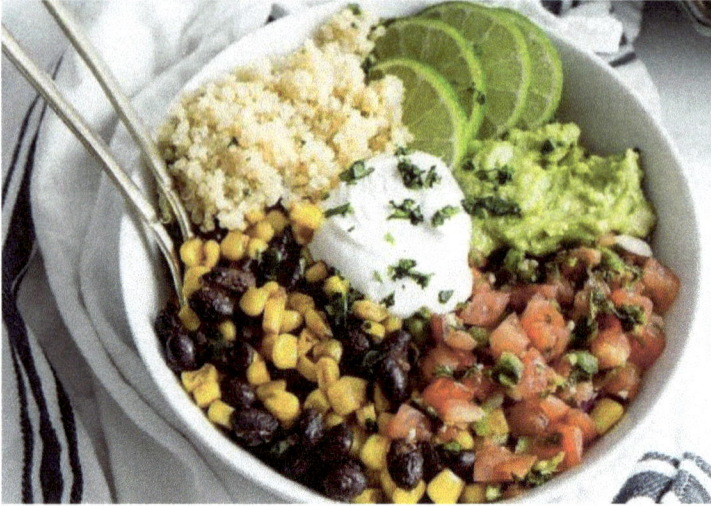

Năng suất: 2 phần ăn

## THÀNH PHẦN:

- 1 quả bơ, gọt vỏ và rỗ

- 3 muỗng canh hành tím hữu cơ thái nhỏ

- 1 muỗng canh nước cốt chanh

- 1/2 muỗng cà phê muối biển

- 1/4 muỗng cà phê tiêu đen mới xay

- 3 muỗng canh rau mùi tươi xắt nhỏ

- 1 chén quinoa hữu cơ nấu sẵn đông lạnh

- 2 chén đậu đen nấu chín hữu cơ

- 2 tép tỏi, băm nhỏ

- 1/2 muỗng cà phê thì là

- 2 chén rau xanh hỗn hợp hữu cơ hoặc rau bina non

- 1 chén cà chua bi hữu cơ, thái làm đôi

- 1 ớt chuông đỏ hữu cơ nhỏ, thái lát

- 1 quả dưa chuột nhỏ, gọt vỏ và thái lát mỏng

- 1 jalapeño nhỏ, thái lát mỏng

## HƯỚNG::

a) Dùng nĩa nghiền bơ trong một chiếc bát vừa, sau đó cho nước cốt chanh, muối biển, tiêu đen và ngò vào khuấy đều; bỏ qua một bên.

b) Đun nóng hạt quinoa theo hướng dẫn trên bao bì và nêm muối và hạt tiêu cho vừa ăn.

c) Trong khi chờ đợi, kết hợp đậu đen, tỏi và thì là trong một cái nồi nhỏ và nấu cho đến khi bốc hơi.

d) Trong hai bát, chia rau xanh, cà chua, ớt chuông thái lát, hành tím thái nhỏ và dưa chuột, sau đó cho một nửa đậu và một nửa sốt bơ lên trên. Trên cùng với ớt jalapeno thái lát.

# 83. Cơm đậu lăng & súp lơ

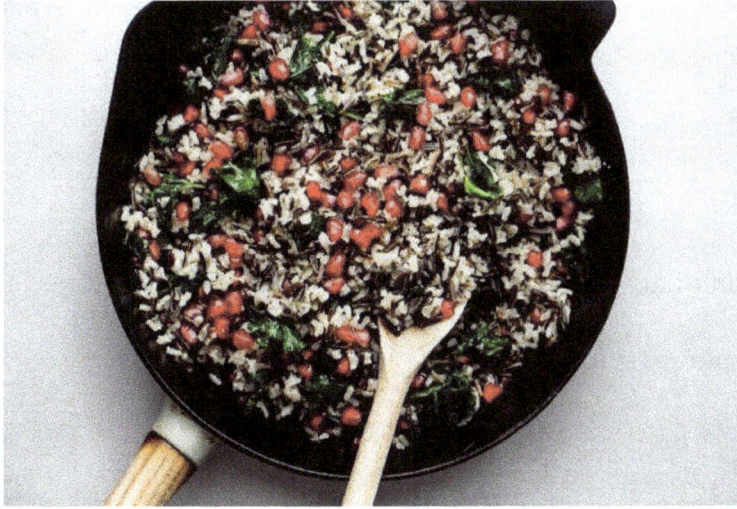

Năng suất: 6 phần ăn

## THÀNH PHẦN:

- 1/2 chén đậu lăng

- 1 đầu súp lơ

- 1 muỗng canh dầu dừa

- 3 muỗng canh nước luộc rau

- 1/2 chén hạt lựu

- 1/4 chén hành lá, chỉ rau xanh, thái lát mỏng

- 1 chén rau mùi tươi, xắt nhỏ

- 1/4 chén lá bạc hà tươi, thái nhỏ

- 1 muỗng cà phê vỏ chanh

- muối biển và hạt tiêu đen, để hương vị

## HƯỚNG::

a) Đun sôi một nồi nước muối và đun đậu lăng trong 15 phút, hoặc cho đến khi mềm. Xả nước và đặt nó sang một bên.

b) Cắt súp lơ thành từng miếng nhỏ và cắt nhỏ trong máy xay thực phẩm.

c) Trong một cái chảo lớn, làm tan chảy bơ trên lửa vừa và thấp. Thêm dầu dừa và súp lơ cắt nhỏ.

d) Nấu trong 3 phút, khuấy thường xuyên. Tiếp tục nấu thêm 3 phút sau khi thêm nước dùng và đậu lăng.

e) Lấy chảo ra khỏi bếp và cho các nguyên liệu còn lại vào .

f) Nêm với muối và hạt tiêu. Vui thích!

## 84.    <u>Cà Tím Nướng Dấm</u>

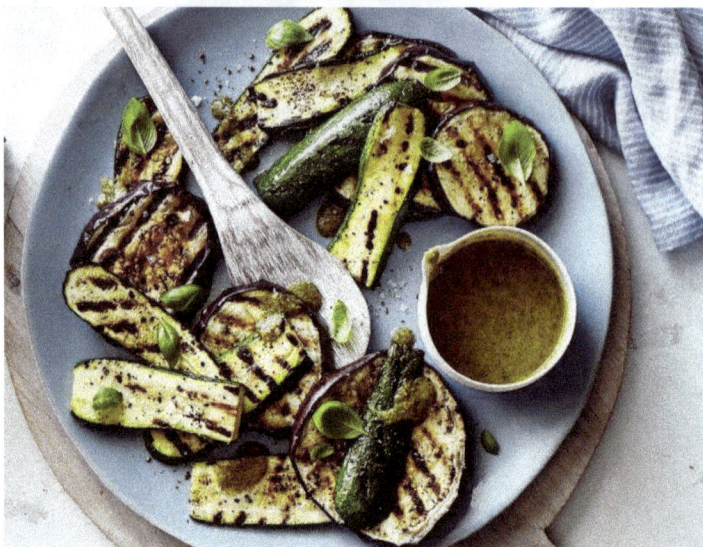

Năng suất: 4 phần ăn

THÀNH PHẦN:

CÂY TRỨNG :

- 1 muỗng canh dầu ô liu, cộng thêm cho chảo

- 1 cà tím, tỉa và khối d

- 1/2 muỗng cà phê húng quế khô

- 1 muỗng cà phê tiêu đen mới xay

V INAIGRETTE :

- 3 muỗng canh giấm rượu trắng

- 3 muỗng canh húng quế tươi xắt nhỏ

- 1 muỗng cà phê mù tạt Dijon

- 1 muỗng cà phê chiết xuất trái cây nhà sư

- 1/2 muỗng cà phê muối biển

- 1/4 muỗng cà phê tiêu đen mới xay

- 1/2 chén dầu ôliu nguyên chất

HƯỚNG::

c) Làm nóng lò ở nhiệt độ 450 độ F. Lau tấm nướng có viền bằng khăn giấy thấm dầu ô liu.

d) Trong một bát trộn lớn, kết hợp cà tím, 1 thìa canh dầu, húng quế, muối và hạt tiêu rồi trộn đều.

e) Đặt cà tím lên tấm nướng đã được chuẩn bị. Nướng trong 20 đến 22 phút, hoặc cho đến khi có màu nâu nhẹ và mềm.

f) Đối với Nước xốt Vinaigrette: Trong một bát nhỏ, trộn giấm, húng quế, mù tạt, chiết xuất trái nhà sư, muối và hạt tiêu với nhau.

g) Đánh dầu trong một dòng chảy chậm, ổn định cho đến khi mọi thứ được trộn hoàn toàn.

h) Quăng cà tím với giấm húng quế vào một bát trộn lớn.

# 85. Súp Minestrone Ý

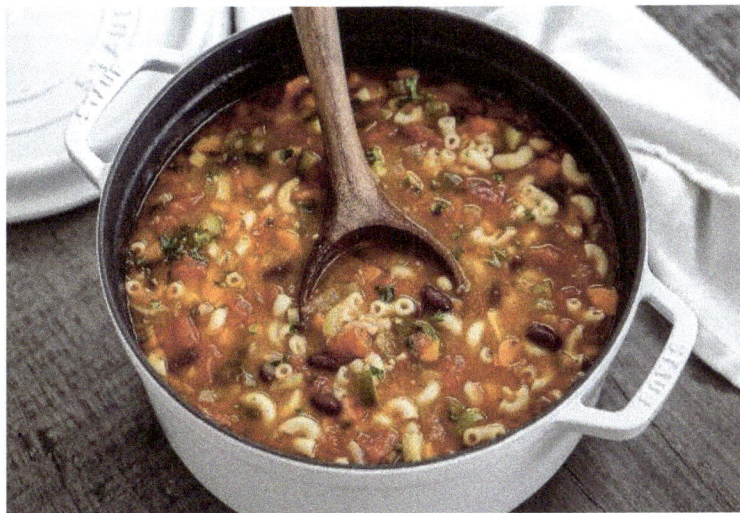

Năng suất: 4 phần ăn

## THÀNH PHẦN:

- 4 muỗng cà phê dầu cọ đỏ Malaysia hoặc dầu ô liu

- 1 củ hành vừa, xắt nhỏ

- 4 tép tỏi, băm nhỏ

- 2 nhánh cần tây, xắt nhỏ

- 1 củ cà rốt, xắt nhỏ

- 1 muỗng cà phê húng quế khô

- 1 muỗng cà phê oregano khô

- 1/2 củ thì là vừa, xắt nhỏ

- 1 bí xanh vừa, cắt thành khối 1/2-inch

- 4 chén nước dùng rau ít natri hữu cơ

- 14,5 ounce cà chua nướng thái hạt lựu

- 3 oz. vỏ hạt quinoa hoặc đậu lăng

- 4 chén rau bina bé

- Đậu cannellini có thể 15 ounce, để ráo nước và rửa sạch

- 1/4 muỗng cà phê muối biển

- 1/4 muỗng cà phê tiêu đen mới xay

## HƯỚNG:

a)   Trong lò kiểu Hà Lan, đun nóng dầu trên lửa vừa và cao.

b)   Thêm hành tây, tỏi, cần tây, cà rốt, húng quế và rau oregano; đun nhỏ lửa, thỉnh thoảng khuấy cho đến khi hành tây, tỏi, cần tây, cà rốt, húng quế và lá oregano bắt đầu mềm, khoảng 2 đến 3 phút.

c)   Thêm thì là và bí xanh và nấu thêm 3 phút nữa

d)   Thêm nước dùng và cà chua, đun sôi, sau đó hạ xuống lửa vừa và nhỏ. Nấu, không đậy nắp, trong 20 phút hoặc cho đến khi rau chín mềm.

e)   Khuấy mì ống, giảm nhiệt độ thấp và nấu trong khoảng 8 phút hoặc cho đến khi mì ống gần như mềm.

f)   Thêm rau bina và đậu, đun nhỏ lửa và nấu trong 3 phút hoặc cho đến khi chín.

g)   Phục vụ.

## 86.  Khoai Lang Nướng Rau Củ

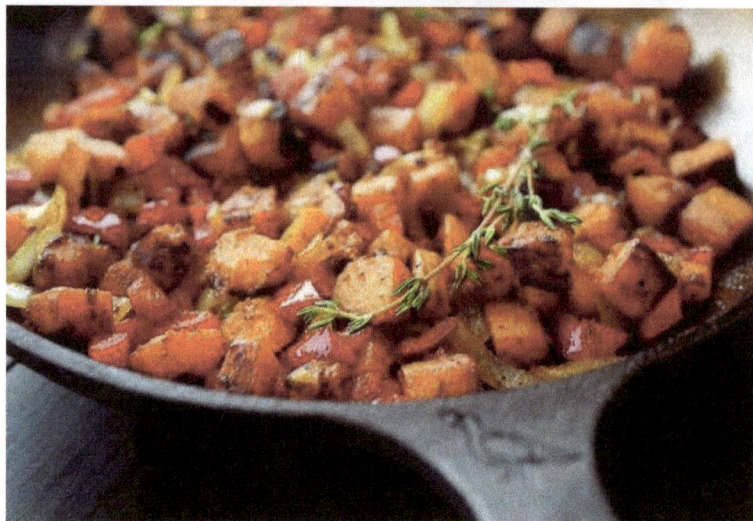

Năng suất: 4 phần ăn

THÀNH PHẦN:

- 2 củ khoai lang vừa , khối d

- 1 quả ớt chuông đỏ vừa, thái hạt lựu d

- 1 củ hành đỏ vừa, cắt thành con xúc xắc 3/4-inch

- 6 muỗng cà phê dầu hạt macadamia

- 2 cọng cần tây, thái lát

- 1/4 chén hạt điều rang chậm

- 1 muỗng canh giấm rượu trắng

- 2 muỗng canh mùi tây tươi xắt nhỏ

- 1 muỗng cà phê mù tạt Dijon

- 1/4 muỗng cà phê muối biển

- 1/4 muỗng cà phê tiêu đen mới xay

HƯỚNG::

a) Làm nóng lò ở nhiệt độ 425 độ F.

b) Trong một bát trộn, kết hợp khoai lang, ớt chuông và hành tây; quăng với 2 muỗng cà phê dầu.

c) Chuyển sang khay nướng và nướng trong 28 đến 30 phút, thỉnh thoảng khuấy, cho đến khi rau mềm và có màu caramel. Khuấy trong cần tây và hạt điều.

d) Kết hợp giấm, rau mùi tây, mù tạt, muối và hạt tiêu trong một bát nhỏ. Đánh đều trong 4 muỗng cà phê dầu còn lại theo dòng chảy chậm và ổn định, sau đó kết hợp với các loại rau.

## 87.    Burger hạt đậu lăng & nấm

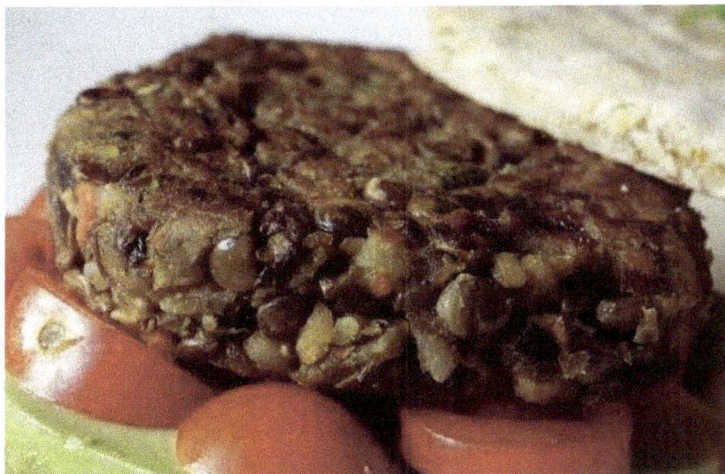

Năng suất: 4 phần ăn

## THÀNH PHẦN:

- 1 chén nấm trắng, xắt nhỏ

- 1 củ hành tây nhỏ, thái nhỏ

- 3 tép tỏi, băm nhỏ

- 1 muỗng cà phê thì là

- 1/2 chén quả óc chó thô, thái nhỏ

- 15 ounce hộp đậu lăng đen hữu cơ, để ráo nước

## GIẤM

- 2 muỗng canh rau mùi xắt nhỏ

- 1 muỗng canh nước cốt chanh

- 1/2 muỗng cà phê vỏ chanh nạo

- 1/2 muỗng cà phê muối biển

- 2 muỗng canh cộng với 6 muỗng cà phê dầu ô liu

## TRÌNH BÀY

- 2 muỗng canh mùi tây tươi xắt nhỏ

- 1/4 muỗng cà phê tiêu đen mới xay

- Topping tùy chọn: dưa chuột thái lát, cà chua

## PHỤC VỤ

- 1 chén gạo lứt nấu chín

## HƯỚNG::

a) Đối với Vinaigrette: Trong một bát nhỏ, kết hợp rau mùi, nước cốt chanh, vỏ chanh và 1/4 thìa cà phê muối; đánh trong 2 muỗng canh dầu trong một dòng chảy chậm, ổn định.

b) Trong một chảo chống dính vừa, đun nóng 2 muỗng cà phê dầu còn lại trên lửa vừa. Thêm nấm, hành tây, tỏi và thì là và nấu khoảng 4 đến 5 phút. Thêm quả óc chó.

c) Trong một bộ xử lý thực phẩm, kết hợp đậu lăng và gạo và xung cho đến khi cắt nhỏ; thêm vào nấm. Thêm mùi tây, muối và hạt tiêu và trộn.

d) Làm bốn miếng dày 1/2 inch ra khỏi hỗn hợp.

e) Trong một chảo chống dính lớn, đun nóng 4 muỗng cà phê dầu còn lại trên lửa vừa. Nấu bánh mì kẹp thịt, lật một lần, cho đến khi chín vàng và chín đều, khoảng 9 đến 10 phút.

f) Chuyển sang phục vụ các món ăn và phủ giấm ngò lên trên cùng bất kỳ đồ trang trí tùy chọn nào.

## 88. Falafel đậu xanh với salad

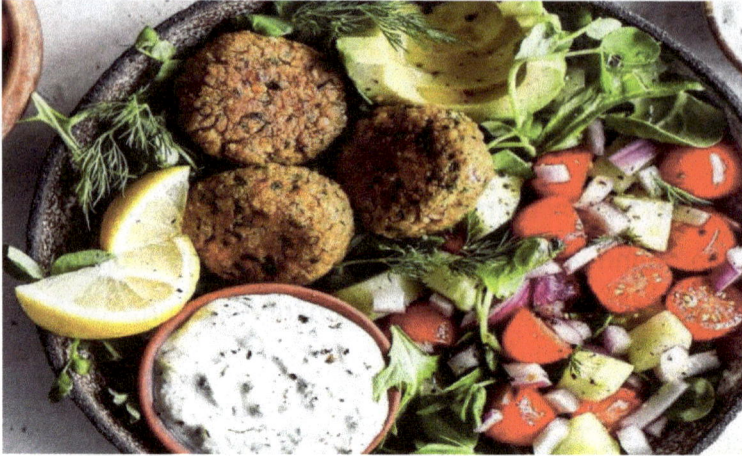

Năng suất: 4 phần ăn

## THÀNH PHẦN:

### FALAFEL

- Đậu xanh hộp 15 ounce, để ráo nước

- 2 củ hành xanh, xắt nhỏ

- 1 tép tỏi, băm nhỏ

- 1 muỗng cà phê thì là

- 1/4 muỗng cà phê bột cà ri

- 3 muỗng canh dầu ô liu

- 2 muỗng canh mùi tây tươi xắt nhỏ

- 1/4 muỗng cà phê bột nở không chứa nhôm

- 1/4 muỗng cà phê muối biển

- 1/8 muỗng cà phê ớt cayenne

### CÁCH ĂN MẶC

- 2 muỗng canh bột tahini hữu cơ

- 2 muỗng canh nước cốt dừa nuôi cấy

- 1 thìa nước cốt chanh

- 1 muỗng cà phê vỏ chanh

- 1 muỗng cà phê dầu ô liu siêu nguyên chất

- 1/4 muỗng cà phê muối biển

## XA LÁT

- 10 cốc hỗn hợp rau xanh mùa xuân

- 1 quả dưa chuột lớn, gọt vỏ và xắt lát

- 1 chén cà chua nho, giảm một nửa

- 1 quả bơ, bỏ vỏ, bỏ vỏ và thái lát

## HƯỚNG::

a) Làm nóng lò ở nhiệt độ 375 độ F.

b) Trong một bát bộ xử lý thực phẩm, kết hợp đậu xanh, hành lá, tỏi, thì là và bột cà ri. Xử lý cho đến khi tạo thành một hỗn hợp hơi có sạn.

c) Trong một bát trộn, kết hợp dầu, rau mùi tây, bột nở, muối biển và ớt cayenne; đánh đều.

d) Tạo tám miếng có đường kính 2 inch bằng hỗn hợp và đặt chúng lên khay nướng đã chuẩn bị sẵn.

e) Nướng trong khoảng 20 phút, xoay một lần, cho đến khi có màu nâu nhẹ và hơi phồng lên.

f) Trong một bát trộn nhỏ, kết hợp tahini, nước cốt dừa, nước cốt chanh, vỏ chanh, dầu ô liu nguyên chất và muối.

g) Trong một bát trộn lớn, kết hợp các loại rau xanh, dưa chuột và cà chua đã trộn. Quăng băng và áo khoác thật kỹ.

h) Chia món salad ra bốn đĩa và trên mỗi đĩa có hai miếng chả falafel và những lát bơ.

## 89.    Quinoa Salad Á

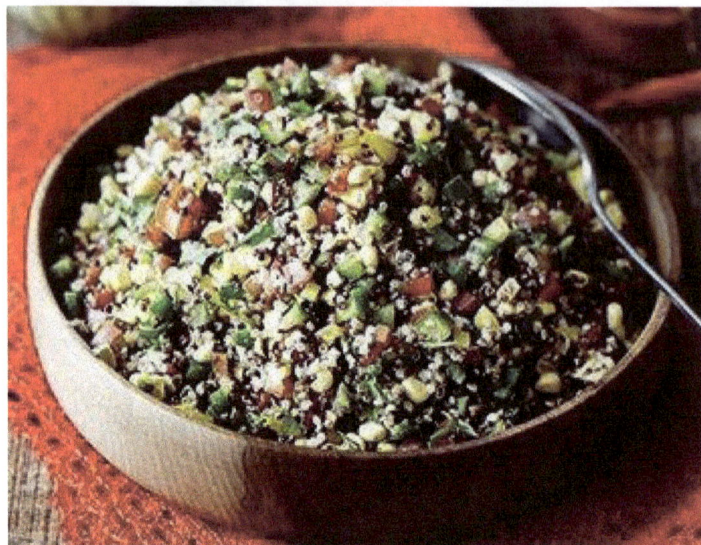

Năng suất: 2 phần ăn

## THÀNH PHẦN:

- 1/2 chén quinoa đỏ, rửa sạch

- 1/2 chén ba màu hoặc quinoa khác, rửa sạch

- 2 chén nước

- 1 quả ớt chuông đỏ nhỏ, xắt nhỏ

- 1 quả ớt chuông xanh nhỏ, xắt nhỏ

- 1/2 chén hạnh nhân rang chậm

- 1/2 chén hành lá xắt nhỏ

- 1 muỗng canh tamari lúa mì không chứa natri

- 1 muỗng canh giấm gạo

- 2 muỗng canh rau mùi tươi xắt nhỏ

- 1 muỗng cà phê dầu mè nướng

- 1/4 muỗng cà phê muối biển

## HƯỚNG::

a) Trong một cái chảo nhỏ, kết hợp quinoa và nước và nấu theo khuyến nghị trên bao bì.

b) Để nguội trong 5 phút trước khi chuyển sang bát.

c) Trộn quinoa với ớt chuông, hạnh nhân, hành lá, tương tamari, giấm, ngò, dầu mè và muối rồi dùng nĩa đánh tơi.

## 90.    Đậu xanh với Shiitake

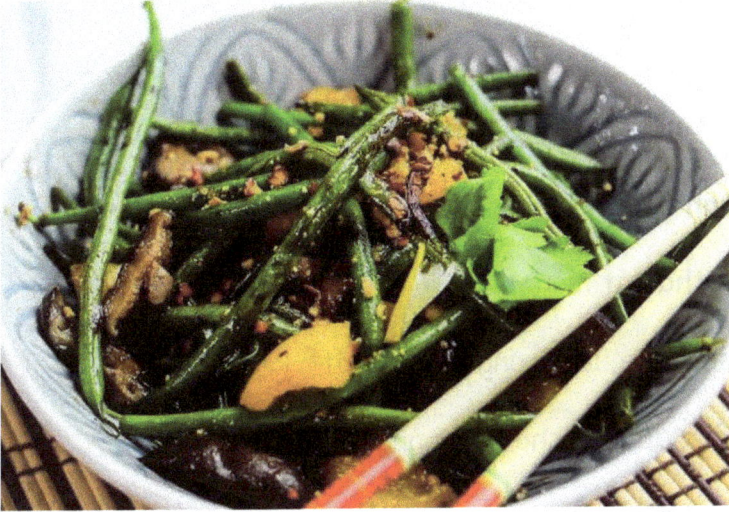

Năng suất: 2 phần ăn

THÀNH PHẦN:

- 3/4 lb đậu xanh, tỉa

- 2 muỗng canh dầu hạt macadamia hoặc dầu trái cây cọ

- 2 củ hẹ lớn, thái lát mỏng

- 8 oz. nấm shiitake, bỏ cuống và thái lát

- 1/2 ớt chuông đỏ vừa, thái lát mỏng

- 2 muỗng cà phê amino dừa

- 1/4 muỗng cà phê muối biển

- 1/4 muỗng cà phê tiêu đen mới xay

HƯỚNG::

a) Ở nhiệt độ cao, đun sôi một nồi nước muối nhẹ.

b) Đun sôi trở lại với đậu xanh, đậy nắp và đun nhỏ lửa trong 8 phút.

c) Trong một chảo chống dính lớn, đun nóng dầu trên lửa vừa và cao.

d) Thêm hẹ và đun nhỏ lửa, thỉnh thoảng khuấy trong 2-3 phút hoặc cho đến khi chúng bắt đầu mềm.

e) Thêm nấm đông cô và ớt chuông vào chảo và đun nhỏ lửa, thỉnh thoảng khuấy trong 6-7 phút hoặc cho đến khi nấm hơi chuyển sang màu nâu.

f) Nấu trong 1 phút sau khi thêm đậu xanh.

g) Quăng trong aminos dừa, muối và hạt tiêu; nấu, khuấy liên tục, trong 1 phút.

h) Phục vụ.

## 91. <u>cơm thập cẩm & rau củ</u>

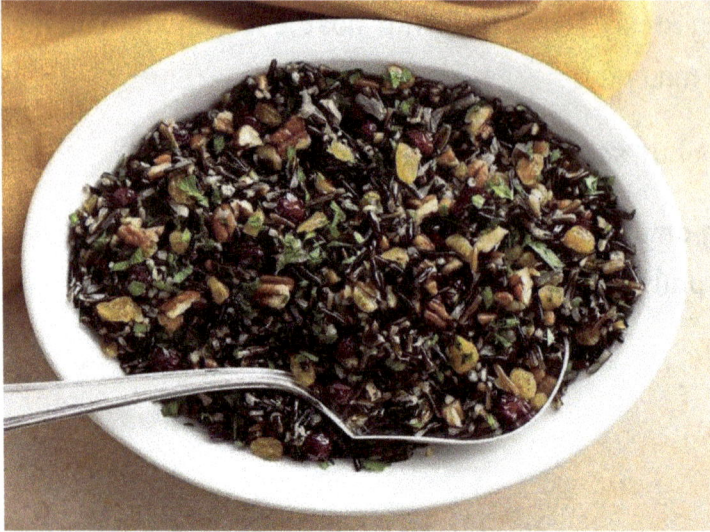

Năng suất: 4 phần ăn

## THÀNH PHẦN:

- 1 chén cơm khô , nấu chín

- Muối và hạt tiêu cho vừa ăn

- 1 muỗng canh dầu ô liu

- 1 củ hành đỏ vừa, xắt nhỏ

- 2 tép tỏi, băm nhỏ

- 1 quả bí xanh nhỏ, cắt thành con xúc xắc 1/4"

- 1 quả bí nhỏ màu vàng, cắt thành con xúc xắc 1/4"

## HƯỚNG:

a) Trong một chảo chống dính lớn, đun nóng dầu trên lửa vừa và cao.

b) Thêm hành tây và tỏi và nấu, thỉnh thoảng quay, cho đến khi mềm, khoảng 1 phút.

c) Thêm bí ngòi và bí đao vào nấu, thỉnh thoảng khuấy đều cho đến khi có màu nâu nhạt và mềm, khoảng 7-8 phút.

d) Cho cơm đã nấu vào khuấy đều và nấu trong 1-2 phút hoặc cho đến khi nóng.

e) Thêm 1/4 muỗng cà phê muối và hạt tiêu còn lại cho vừa ăn.

## 92.      ót trắng Mỹ

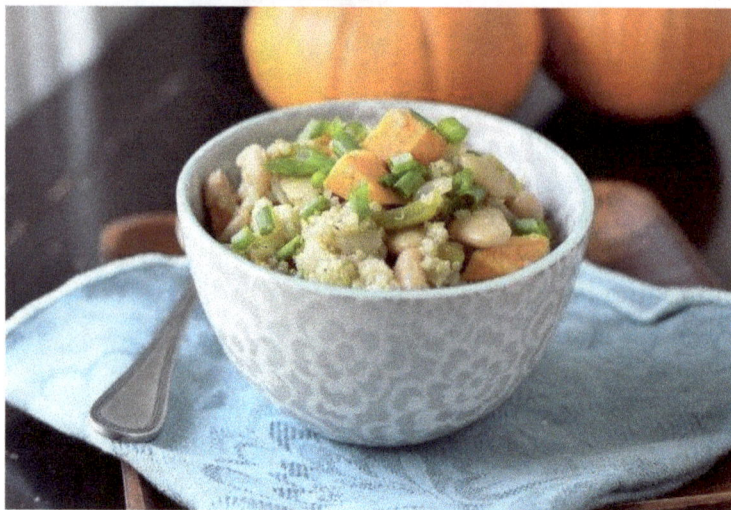

Năng suất: 4 phần ăn

## THÀNH PHẦN:

- 1 chén quinoa khô, rửa sạch và nấu chín

- 2 muỗng canh dầu ô liu

- 2 củ hành vàng vừa, xắt nhỏ

- 4 tép tỏi, băm nhỏ

- 1 quả ớt chuông đỏ vừa, xắt nhỏ

- 1 quả ớt chuông xanh vừa, xắt nhỏ

- 1 hạt tiêu jalapeño, bỏ hạt và thái nhỏ

- 1 thìa ớt bột

- 2 muỗng cà phê oregano khô

- 1 muỗng cà phê rau mùi

- 1/2 muỗng cà phê ớt bột hun khói

- 2 (15-ounce) lon đậu cannellini, để ráo nước

- 2 chén nước dùng rau ít natri

- 1/4 chén rau mùi tươi xắt nhỏ

- 3/4 muỗng cà phê muối biển

## HƯỚNG:

a) Trong lò kiểu Hà Lan, đun nóng dầu trên lửa vừa và cao.

b) Thêm hành tây, tỏi và ớt và đun nhỏ lửa, thỉ nh thoảng khuấy trong 4-5 phút hoặc cho đến khi rau hơi mềm.

c) Thêm gia vị và đun nhỏ lửa trong 1 phút, khuấy liên tục.

d) Quăng đậu và kho và đun sôi.

e) Che và giảm nhiệt xuống mức trung bình thấp; nấu, thỉ nh thoảng khuấy, trong 18-20 phút.

f) Lấy chảo ra khỏi bếp và thêm rau mùi và muối.

g) Chia quinoa đã nấu chín thành bốn bát và cho 1/4 chén ớt trắng vào mỗi bát.

h) Thưởng thức khi còn nóng.

## 93. <u>Salad Quinoa Fusilli & cà chua kiểu Ý</u>

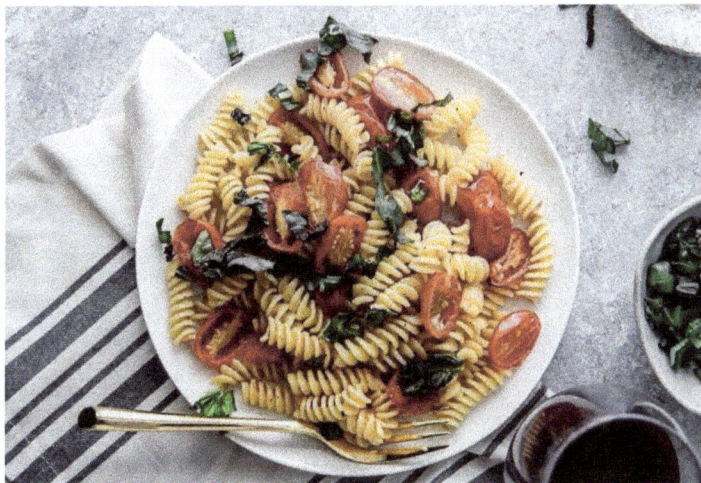

Năng suất: 4 phần ăn

## THÀNH PHẦN:

- 12 oz. mì ống quinoa fusilli , nấu chín

- 1/4 chén dầu ô liu

- 4 tép tỏi

- 1/4 muỗng cà phê mảnh ớt đỏ nghiền

- 2 panh cà chua nho, giảm một nửa

- 15 oz. đậu c annellini, để ráo nước và rửa sạch

- 1/2 chén đậu xanh hữu cơ, nấu chín

- 1/2 chén húng quế tươi thái lát mỏng

- 1/2 muỗng cà phê muối biển

- 1/4 muỗng cà phê tiêu đen mới xay

## HƯỚNG:

a) Đun nóng dầu trong chảo không dính lớn trên lửa vừa và cao. Thêm tỏi và hạt tiêu và nấu, khuấy liên tục, trong 30 giây hoặc cho đến khi có mùi thơm.

b) Thêm cà chua nho và đun nhỏ lửa trong 6 đến 7 phút, khuấy thường xuyên cho đến khi mềm.

c) Thêm đậu và đậu Hà Lan.

d) Thêm mì ống và nấu trong 1 phút, thỉnh thoảng khuấy.

e) Khuấy húng quế, muối và hạt tiêu và phục vụ.

## 94.    Veggie Quesadilla áp chảo

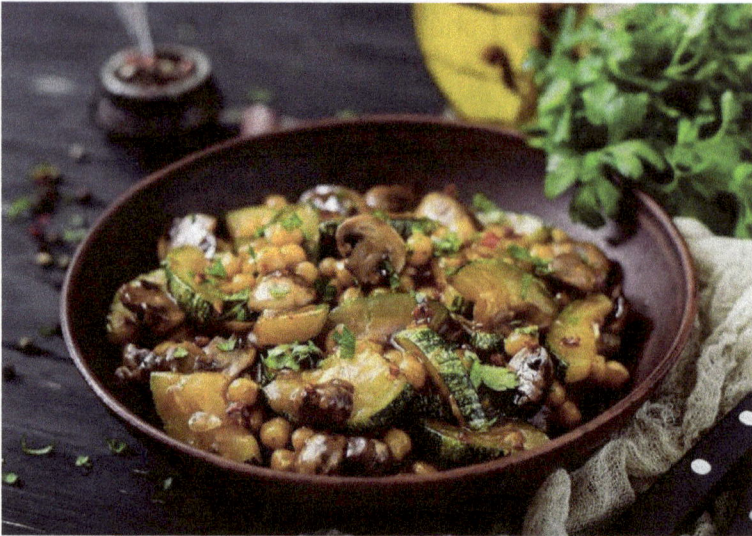

Máy chủ 6

## THÀNH PHẦN:

- 1 muỗng canh dầu ô liu

- 8 quả ớt chuông nhỏ , xắt nhỏ

- 1/2 củ hành tím, xắt nhỏ

- 3 tép tỏi, đập dập

- 6 chén rau bina tươi

- 4 ounce ớt xanh, thái hạt lựu

- 15 ounce đậu đen, rửa sạch và để ráo nước

- 15 ounce đậu thận, rửa sạch và để ráo nước

- 1 thìa ớt bột

- 1/4 muỗng cà phê hạt tiêu đỏ

- 1 muỗng cà phê muối biển

- 1/2 muỗng cà phê tiêu đen

- 3 bánh gạo lứt, xé thành miếng 2 inch

- 1 quả bơ, thái lát

- 1 quả ớt jalapeno, bỏ hạt và thái nhỏ

- 1 chén bắp cải, thái nhỏ

- 1/2 chén ô liu đen, thái lát

**HƯỚNG:**

a) Trong một cái chảo lớn, đun nóng dầu trên lửa vừa. Xào ớt, hành và tỏi.

b) một đ rau bina và ớt xanh và nấu trong 5 phút. .

c) Thêm đậu, bột ớt, mảnh ớt đỏ, muối và hạt tiêu, cũng như các miếng bánh tortilla và tiếp tục xào cho đến khi rau và bánh tortilla chín.

d) Phục vụ với bơ, ớt jalapeño, bắp cải và ô liu.

## 95. Cà Tím & Cà Chua, Kiểu Ý

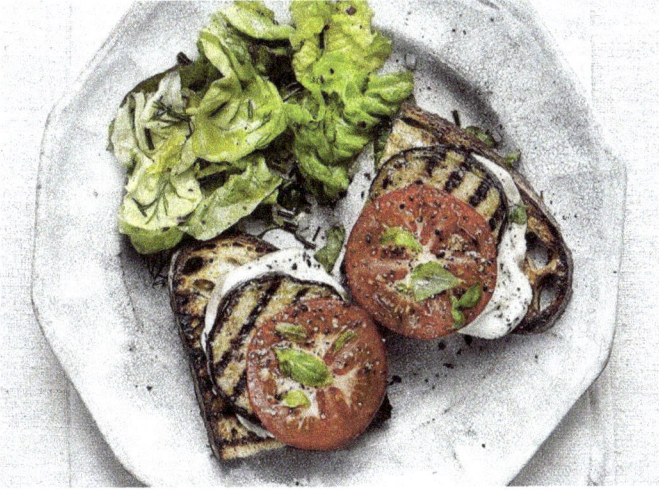

Máy chủ 4

**THÀNH PHẦN:**

- xị t dầu dừa

- 1 quả cà tím, cắt thành lát 1/8 inch

- muối biển và hạt tiêu

- 1/2 muỗng cà phê húng quế khô

- 1/2 muỗng cà phê oregano khô

- 1 muỗng cà phê mùi tây tươi, xắt nhỏ

- 3-4 quả cà chua Roma, thái lát mỏng

- 1-2 muỗng canh dầu ô liu

- Hạt điều Ricotta (tùy chọn)

**HƯỚNG:**

a)  Làm nóng lò ở nhiệt độ 400 độ F.

b)  Đặt các lát cà tím lên khay nướng có lót giấy nến và xị t nhẹ dầu dừa lên trên.

c)  Muối và hạt tiêu các lát, sau đó nêm húng quế, oregano và rau mùi tây.

d)  Đặt một lát cà chua lên trên mỗi lát cà tím.

e) Rưới cà tím và cà chua với dầu ô liu và ricotta (tùy chọn) và nướng trong 15 phút hoặc cho đến khi cà tím và cà chua chín hẳn.

f) S erve nóng hay lạnh.

## 96.     <u>Gà cà ri dừa kiểu Thái</u>

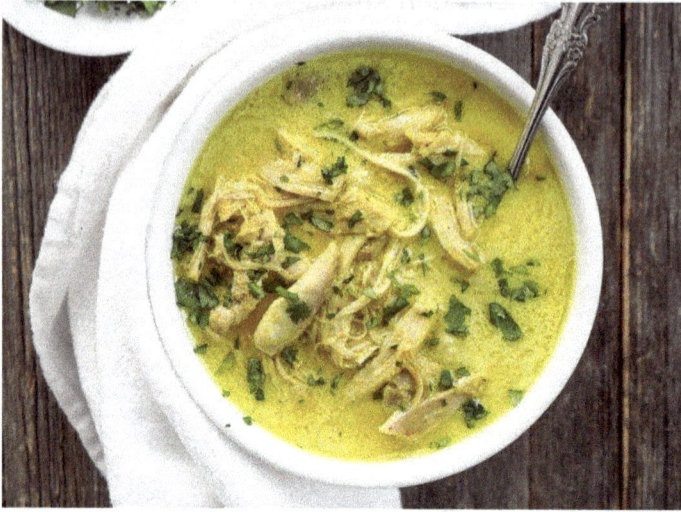

Máy chủ 4

## THÀNH PHẦN:

- 1 muỗng canh dầu dừa

- ức gà thả rông hữu cơ , cắt miếng

- 1 củ hành tây nhỏ, xắt nhỏ

- 2 tép tỏi, băm nhỏ

- lon nước cốt dừa 14 ounce

- 2 muỗng canh bột cà ri vàng

- 2 zucchini vừa, xắt nhỏ

- 4 củ cà rốt vừa, xắt nhỏ

- 2 quả ớt chuông, xắt nhỏ

- 1 chén nấm

- Tùy chọn: đậu lăng đỏ hoặc gạo lứt

## HƯỚNG:

a) Trong một cái chảo lớn, đun nóng dầu dừa trên lửa vừa và thêm thịt gà, hành tây và tỏi.

b) Thêm nước cốt dừa và bột cà ri khi gà gần chín. Nấu trong 2 phút ở nhiệt độ thấp.

c) Thêm bí xanh, cà rốt và ớt và tiếp tục nấu thêm 5-10 phút nữa.

d) Thêm nấm khi các loại rau khác gần như đã nấu xong.

e) Đun nhỏ lửa thêm 2 phút nữa.

f) Phục vụ trên đậu lăng đỏ nấu chín hoặc gạo lức.

**97.** <u>Sò Điệp Xào Kiểu Thái</u>

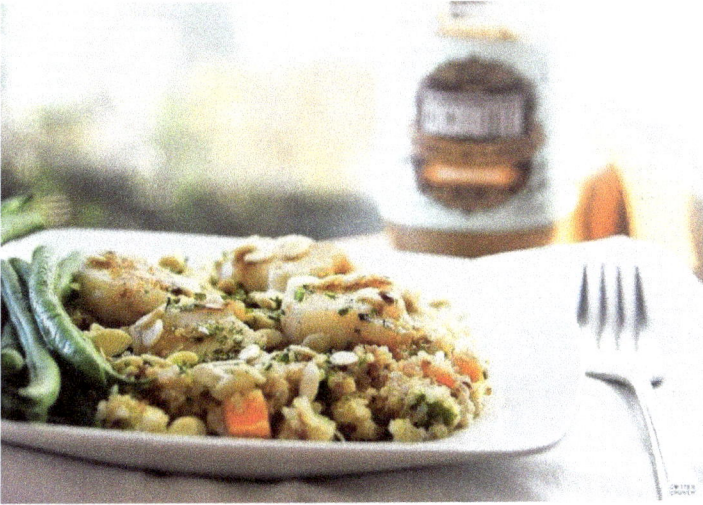

Máy chủ 4

## THÀNH PHẦN:

- 2 muỗng canh dầu dừa, chia

- 2 tép tỏi vừa, băm nhỏ

- 1 củ hẹ vừa, thái lát mỏng

- 2 chén cà tím, hình khối

- 2 chén nấm, thái lát

- 1 quả ớt chuông đỏ, thái lát mỏng

- 1 chén bông cải xanh

- 1 chén hoa súp lơ

- 1 lon atisô 14 ounce, để ráo nước

- 1 pound sò điệp đánh bắt tự nhiên, vỗ khô

- 1/2 muỗng cà phê muối biển

- 1/4 muỗng cà phê tiêu đen

- 1/4 muỗng cà phê bột tỏi

## PHỤC VỤ:

- 5 chén gạo lứt hoặc quinoa nấu chín

## HƯỚNG:

a) Trong chảo hoặc chảo lớn, đun nóng dầu trên lửa vừa. Xào tỏi và hẹ trong 2-3 phút hoặc cho đến khi chúng bắt đầu chuyển màu.

b) Thêm cà tím, nấm, ớt chuông, bông cải xanh, súp lơ trắng và tim atisô .

c) Giảm nhiệt xuống thấp và nấu thêm 5-10 phút nữa hoặc cho đến khi rau chín mềm, thỉnh thoảng khuấy và thêm dầu nếu cần.

d) Cho sò điệp vào cùng với muối, hạt tiêu đen và bột tỏi. Nấu thêm 4-5 phút nữa hoặc cho đến khi sò điệp chín hoàn toàn.

e) Ăn với gạo lứt hoặc quinoa .

## 98.    Creole tôm Louisiana

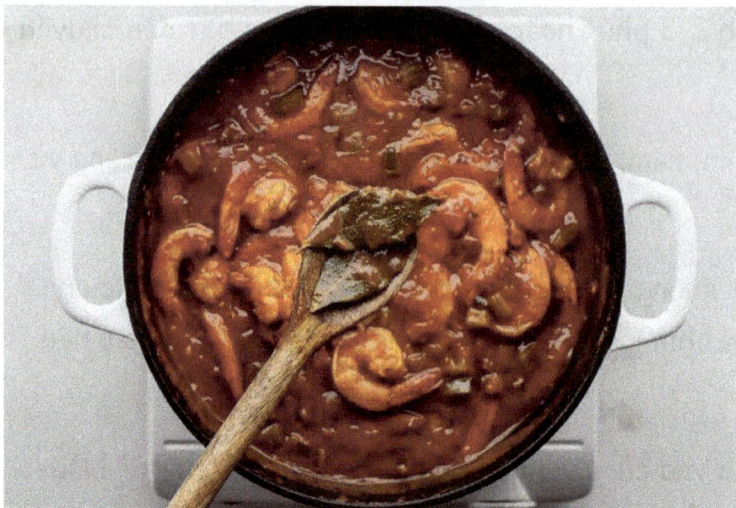

Máy chủ 4

**THÀNH PHẦN:**

- 1 muỗng canh dầu dừa

- 1 chén cần tây, xắt nhỏ

- 1 chén hành tây, xắt nhỏ

- 1 chén ớt chuông xanh, xắt nhỏ

- Bột cà chua hộp 6 ounce

- 2 lá nguyệt quế, nghiền nát

- 1/2 muỗng cà phê nước mắm

- Tabasco 1 gạch ngang

- 1 pound tôm đánh bắt tự nhiên, bóc vỏ và bỏ chỉ

- Muối và hạt tiêu cho vừa ăn

- 2 chén gạo lứt nấu chín

**HƯỚNG:**

a) Trong chảo, đun nóng dầu trên lửa vừa.

b) Xào cần tây, hành tây và ớt chuông trong 3 phút hoặc cho đến khi mềm-sắc nét.

c) Thêm bột cà chua, lá nguyệt quế, nước mắm, Tabasco và vài thìa nước.

d) Đun nhỏ lửa, đậy nắp, trong khoảng 15 phút, thỉnh thoảng khuấy.

e) Thêm tôm và nấu thêm 3-5 phút, hoặc cho đến khi có màu hồng và chín hẳn.

f) Thêm muối và hạt tiêu cho vừa ăn.

g) Đặt lên trên một lớp gạo lứt.

**99.** <u>Thổ Nhĩ Kỳ, Đậu & Rau xanh</u>

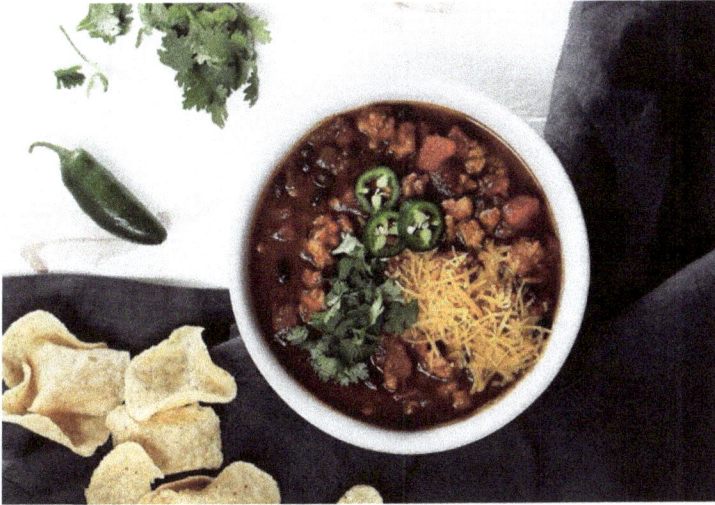

phục vụ 2

**THÀNH PHẦN:**

- 1 muỗng canh dầu dừa

- 1 củ hành tây, xắt nhỏ

- 2 muỗng cà phê tỏi, băm nhỏ

- 1 pound gà tây hữu cơ, xay

- 1 hộp 16 ounce đậu đen hoặc đậu adzuki

- 2-3 chén cải xoăn, cải ngọt và/hoặc rau củ cải đường

- muối biển và hạt tiêu để hương vị

**HƯỚNG:**

a)  Trong một chảo lớn, đun nóng dầu dừa và xào hành tây và tỏi cho đến khi trong suốt, khoảng 3-5 phút.

b)  Cho gà tây vào, đánh nhuyễn và dùng thìa gỗ nghiền thành từng miếng nhỏ. Nướng gà tây cho đến khi mất màu hồng.

c)  Cho đậu và rau vào.

d)  Nấu rau xanh cho đến khi chúng héo.

e)  Thêm muối và hạt tiêu để nếm trước khi phục vụ.

## 100. GOLO Mì nướng kiểu Ý

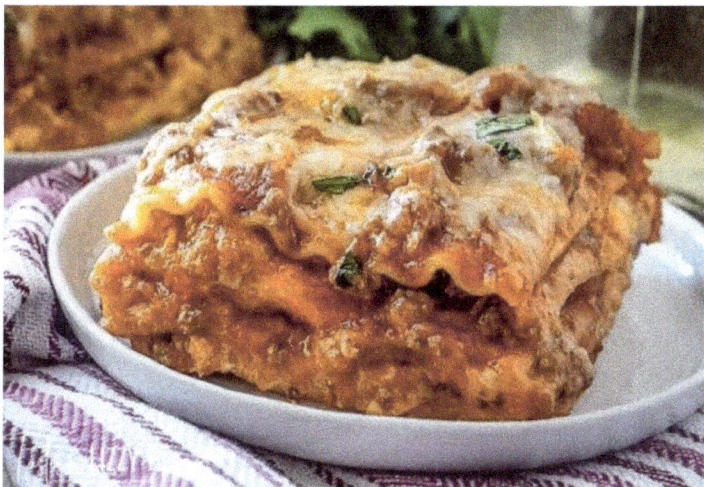

phục vụ 2

## THÀNH PHẦN:

- 1 pound thịt bò ăn cỏ, xay

- 1 1/2 chén ớt chuông đỏ thái hạt lựu

- 1 chén hành tím, thái hạt lựu

- 1 25,5 ounce nước sốt mì ống rau, chia

- 1 muỗng cà phê muối tỏi

- 1 muỗng cà phê oregano khô

- 4 mì lasagna gạo lức , nấu chín

- 1 muỗng canh dầu dừa

- 1 chén zucchini, thái hạt lựu

- 1 chén bông cải xanh, thái hạt lựu

- 1 chén rau bina non, thái hạt lựu

- 4 tép tỏi, băm nhỏ

## HƯỚNG:

a) Làm nóng lò ở nhiệt độ 350 độ F.

b) Trong chảo không dính, rán thịt cho đến khi thịt không còn màu hồng.

c) Kết hợp nước sốt spaghetti, ớt đỏ, hành tây, muối tỏi và oregano trong một bát trộn lớn. Đặt điều này sang một bên cho bây giờ.

d) Trong một cái chảo, đun nóng dầu và nấu bí ngòi, bông cải xanh, rau muống non và tỏi trong khoảng 5 đến 8 phút.

e) Trong chảo nướng 8x8, bắt đầu xếp lớp lasagna như sau: mì lasagna, hỗn hợp thịt bò, hỗn hợp rau, sốt mì ống, mì lasagna, hỗn hợp thịt bò, hỗn hợp rau, mì lasagna, hỗn hợp thịt bò , hỗn hợp rau và phần nước sốt spaghetti còn lại .

f) B ake trong 35 phút, hoặc cho đến khi nóng và sủi bọt.

# PHẦN KẾT LUẬN

Chế độ ăn kiêng GOLO tập trung vào việc quản lý mức insulin để giúp thúc đẩy quá trình giảm cân. Chế độ ăn kiêng được thiết kế để giúp cân bằng lượng hormone, tăng cường trao đổi chất và hỗ trợ giảm cân ổn định và bền vững.